AF463982

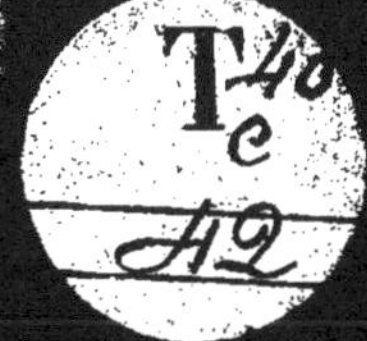

RECHERCHES SUR LES DANGERS

QUE PRÉSENTENT

LE VERT DE SCHWEINFURT

LE VERT ARSENICAL

L'ARSÉNITE DE CUIVRE

PAR

A. CHEVALLIER.

Pharmacien chimiste ; professeur à l'École supérieure de pharmacie ; membre de l'Académie impériale de médecine, du Conseil de salubrité, etc., etc.

PARIS,

J.-B. BAILLIÈRE ET FILS,

LIBRAIRES DE L'ACADÉMIE IMPÉRIALE DE MÉDECINE,

Rue Hautefeuille, 19.

Londres, H. BAILLIÈRE, 219, Regent street.

New-York, H. et Ch. BAILLIÈRE frères, 440, Broadway.

MADRID, C. BAILLY-BAILLIÈRE, CALLE DEL PRINCIPE, 11.

1859

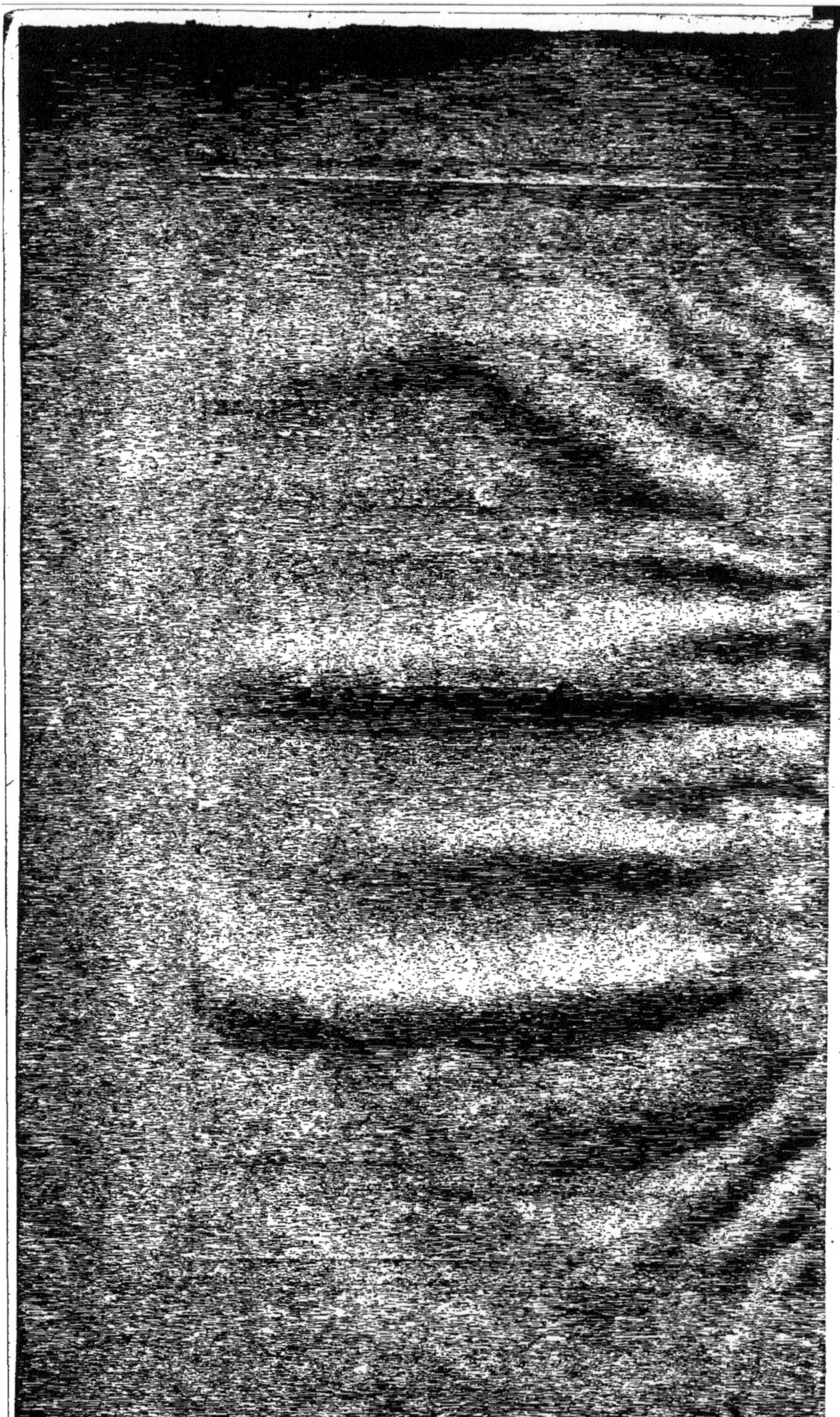

RECHERCHES SUR LES DANGERS

QUE PRÉSENTENT

LE VERT DE SCHWEINFURT

LE VERT ARSENICAL

L'ARSÉNITE DE CUIVRE

PAR

A. CHEVALLIER.

Pharmacien chimiste ; professeur à l'École supérieure de pharmacie ; membre de l'Académie impériale de médecine, du Conseil de salubrité, etc., etc.

PARIS,

J.-B. BAILLIÈRE ET FILS,

LIBRAIRES DE L'ACADÉMIE IMPÉRIALE DE MÉDECINE,

Rue Hautefeuille, 19.

Londres, H. BAILLIÈRE, 219, Regent street. **New-York,** H. et Ch. BAILLIÈRE frères, 440, Broadway.

MADRID, C. BAILLY-BAILLIÈRE, CALLE DEL PRINCIPE, 11.

1859

EXTRAIT

DES

ANNALES D'HYGIÈNE PUBLIQUE ET DE MÉDECINE LÉGALE,

2e SÉRIE, 1859, T. XI.

Journal rédigé par : MM. Adelon, Andral, Boudin, Brierre de Boismont, Chevallier, Devergie, Gaultier de Claubry, Guérard, Lassaigne, Michel Lévy, Mêlier, P. de Pietra-Santa, Ambr. Tardieu, Trébuchet, Vernois, Villermé.

Publié depuis 1829, tous les trois mois, par cahiers de 250 pages avec planches.

PRIX DE L'ABONNEMENT :

Pour Paris : 18 fr. par an. — Pour les départements (*franco*) : 21 fr.

On s'abonne à Paris, chez J.-B. BAILLIÈRE et FILS, 19, rue Hautefeuille.

PARIS. — Imprimerie de L. MARTINET, rue Mignon, 2.

RECHERCHES SUR LES DANGERS

QUE PRÉSENTENT

LE VERT DE SCHWEINFURT,

LE VERT ARSENICAL,

L'ARSÉNITE DE CUIVRE.

S'il est un produit qui, en raison de ses emplois et de ses propriétés toxiques, doit fixer l'attention de l'administration, c'est nécessairement le vert de Schweinfurt ; en effet, ce produit colorant a donné lieu à de nombreux accidents et à des malheurs irréparables.

On sait : 1° que les ouvriers qui l'emploient sont sujets à des maladies particulières ; 2° qu'on s'en est servi pour colorer des matières sucrées (des bonbons) ; 3° qu'il a été employé pour colorer des papiers de *fantaisie* et des papiers destinés à la tenture des appartements ; 4° que des hommes ignorant ses propriétés, l'ont fait entrer dans la coloration de substances alimentaires et d'objets divers.

Nous allons successivement faire connaître les faits qui ont été observés relativement à ce produit.

1° Maladies des ouvriers qui travaillent le vert de Schweinfurt.

Les ouvriers qui sont en contact avec le vert de Schweinfurt et qui l'emploient dans la préparation des papiers, des fleurs, etc., sont souvent affectés de symptômes particuliers, qui ont fixé l'attention des praticiens.

Cet état de choses a porté les ouvriers, en août 1856, à s'adresser à M. le Préfet de police, pour lui faire connaître les inconvénients de la profession.

Dans leur pétition, ces ouvriers énuméraient les accidents qu'ils éprouvaient; ils signalaient la mort de l'un d'eux, qui aurait succombé à la suite de son travail; mais dans cette pétition ils disaient que l'ouvrier qui avait été victime, avait été atteint de la maladie pour avoir pris son repas sans avoir le soin de se laver les mains en sortant de son atelier.

Les recherches faites sur les dires contenus dans cet acte, ont démontré que l'ouvrier qui avait, dit-on, succombé par suite de son travail, s'était suicidé et n'était pas mort par suite de ses travaux.

Quoi qu'il en soit, les maladies des ouvriers ont été étudiées : 1° en 1845, par M. Blanchet (*Journal de médecine* de M. Beau, t. III, p. 112); 2° en 1847, par M. Chevallier (*Annales d'hygiène*, t. XXXVIII, p. 96); 3° en 1857, par M. Follin (*Archives générales de médecine*, décembre 1857); 4° en 1858, par M. Pietra-Santa (*Ann. d'hyg. publique*, 2e série, 1858, t. X, p. 341).

Nous ne reviendrons pas sur tout ce qui a été dit à ce sujet, d'autant plus que l'un de nos collègues, M. Vernois, est chargé de présenter au Conseil de salubrité un rapport demandé par ce Conseil à une commission prise dans son sein, et relatif aux faits maladifs observés chez les ouvriers et ouvrières qui préparent les fleurs colorées par des couleurs arsenicales, maladies qui ont été constatées par le docteur Beaugrand et dont il a fait le sujet d'un rapport lu à la commission d'hygiène du 5e arrondissement.

Ce qu'il y a de positif, c'est : 1° que les ouvriers qui préparent le vert arsenical et plus particulièrement ceux qui teintent et qui lissent les papiers colorés par ce vert, sont atteints d'éruptions, de vésicules, de pustules quelquefois suivies d'ulcérations très douloureuses, enfin de gonflements érythémateux; mais ces phénomènes purement locaux ne sont pas aussi dangereux qu'on pourrait le croire.

2° Que les ouvriers qui travaillent les fleurs colorées en vert par les arsénites, sont sujets à des maladies semblables.

Ces phénomènes sont analogues à ceux observés dans quelques cas et qui sont déterminés par l'arsenic et même par les gaz dans lesquels l'arsenic est partie constituante.

Nous le répétons, nous ne voulons pas nous étendre sur ces maladies, nous renverrons aux mémoires spéciaux et pour ce qui est relatif aux fleuristes, au travail de M. Beaugrand, dans lequel on trouve des observations détaillées, des faits recueillis dans les fabriques qui sont en assez grand nombre dans la capitale (1).

Nous ferons cependant ici une remarque, c'est que les fabricants de fleurs ne savent pas qu'ils sont forcés de tenir sous clef les substances qu'ils emploient et qu'une condamnation peut peser sur eux, si l'un de leurs ouvriers se suicide à l'aide du produit dont il fait usage pour la coloration des fleurs. Nous ne jugeons pas, nous rapportons, voici les faits :

Le sieur F... B... fleuriste, rue Bourbon-Villeneuve, 25, fut traduit devant la 6me Chambre, sous la double prévention d'homicide par imprudence et de contravention à la loi du 19 juillet 1845, pour n'avoir pas tenu enfermée sous clef une substance vénéneuse qu'il emploie pour sa profession.

Parmi les apprenties du sieur B... se trouvait une jeune fille de 12 ans, nommée C... L...; cette jeune fille était atteinte d'un dégoût de la vie fort extraordinaire à cet âge; à plusieurs reprises elle avait manifesté devant ses jeunes compagnes des projets de suicide.

Le 8 mai 1849, C.. entra de bonne heure dans l'atelier, et, s'emparant d'une bouteille contenant une substance vénéneuse dite *vert anglais*, elle en avala une quantité indéterminée, mais suffisante pour donner la mort; la pauvre fille mourut vers midi.

Le sieur B... fut recherché, on lui reprochait d'avoir laissé, contrairement aux termes de la loi, à la disposition de ses ouvriers, une

(1) Voir le mémoire de M. Beaugrand, publié en 1849, et les journaux qui ont fait connaître ce travail, notamment le *Journal de chimie médicale* pour 1859, p. 224.

substance dangereuse qu'il devait tenir sous clef et d'avoir par imprudence causé la mort de la fille C... Cet industriel répondit : 1° qu'en effet, le vert dit *vert anglais* était sans cesse à la disposition de ses ouvriers. 2° Que lorsqu'on l'achète on le tient soigneusement enfermé sous clef. 3° Que lorsqu'il a été préparé pour l'industrie de la teinture des fleurs, il reste à la disposition des ouvriers, du matin au soir. 4° Que les ouvriers et apprenties en ont besoin à tout instant pour travailler.

M. le Président fit observer au sieur B... que le soir la substance toxique devait être mise sous clef.

Malgré les dires du sieur B... qui alléguait les besoins et les usages de son industrie, il a été renvoyé de la prévention d'homicide par imprudence, mais par suite de l'application de la loi du 10 juillet 1845, il a été condamné.

2° Bonbons colorés par du vert de Schweinfurt. Accidents qu'ils ont déterminés.

En 1827, J.-P. Barruel, préparateur des cours de la Faculté de médecine de Paris, fut chargé de l'examen de bonbons colorés en vert et qui avaient été préparés par un sieur L..., confiseur. Il constata, lors de cet examen, que ces sucreries devaient leur couleur à l'arsénite de cuivre.

Des visites furent faites par ordre de l'autorité; des bonbons arsenicaux furent saisis et détruits, défenses furent faites d'employer dans la préparation des sucreries coloriées cette substance toxique.

A la même époque, un pharmacien de Paris qui appartient maintenant à l'administration du service de pharmacie militaire, M. Tripier, signalait les mêmes faits et publiait une note sur les dangers qui résultaient de l'usage de semblables préparations.

En 1829, M. Gaultier de Claubry, ayant, sur l'invitation de M. le Préfet de police, procédé à l'analyse de bonbons et de jouets sucrés *importés d'Allemagne* pour le jour de l'an, reconnut que les sucreries qui étaient coloriées en un beau vert, contenaient une quantité notable d'arsenic.

Dans la même année, M. B..., avocat à Paris, acheta chez

un des bons confiseurs de la capitale un sac de bonbons dit *papillotes* et en fit cadeau à Mme *** âgée de 35 ans, d'une constitution délicate et qui avait une jeune fille de 7 ans. Cette dame donna une des papillotes contenues dans le sac à sa fille. Peu de temps après l'avoir mangée, cette enfant éprouva de légères coliques. Mme *** ayant mangé de ces bonbons, éprouva d'abord un sentiment de constriction au pharynx, qui fut suivi de coliques assez vives; ces phénomènes se représentèrent à trois reprises différentes, après avoir mangé de ces bonbons.

M. le docteur Hennelle, appelé à donner ses soins à Mme ***, soupçonnant dans ces sucreries la présence de l'arsénite de cuivre, les fit analyser par Barruel, qui reconnut que ces bonbons ne devaient pas leur couleur à l'arsenic, dont on avait soupçonné la présence, mais à du chromate de plomb qui, mêlé à de l'indigo, avait fourni le vert colorant les bonbons qui avaient été vendus sous le nom de *pâte de pistache.*

En 1827, un enfant de cinq ans étant mort à Zurich, empoisonné par des bonbons, on ne dit pas quelle était la substance toxique, mais le collége de santé prit aussitôt des mesures pour empêcher les confiseurs de la ville de préparer des sucreries colorées; il ne put pas statuer relativement à l'importation des bonbons colorés venant de l'étranger, il se borna à publier une instruction aux parents, afin qu'ils n'en laissassent pas entre les mains de leurs enfants.

En 1829, M. le commissaire de police du quartier de la Sorbonne nous adressa des sucreries coloriées, bonbons, dragées, qui étaient soupçonnées contenir des substances toxiques, afin de reconnaître s'il existait dans ces préparations des substances nuisibles à la santé. Les recherches faites par suite de cette lettre firent voir que les uns étaient colorés par du vert de Schweinfurt, les autres contenaient du jaune de chrôme.

En 1830, des enfants qui jouaient sur la promenade dite Granville, à Besançon, trouvèrent au pied d'un banc un sac rempli de pastilles bleues et vertes. Ces pastilles ayant été mangées par ces enfants, ils ne tardèrent pas à éprouver des douleurs violentes qui persistèrent. La maladie fut assez grave pour nécessiter l'appel des hommes de l'art, une médication efficace fit disparaître les accidents.

Une portion des pastilles qui avaient déterminé les accidents fut examinée par un habile chimiste, M. Desfosses, qui reconnut : 1° que les pastilles bleues étaient colorées par de l'indigo; 2° que les pastilles vertes devaient leur couleur à l'arsénite de cuivre (le vert de Schweinfurt) ; 3° que 36 pastilles de couleur verte contenaient 5 centigrammes d'arsénite de cuivre.

Des recherches furent faites par les soins de l'autorité chez les confiseurs : on découvrit de semblables pastilles chez un sieur M.-V. B..., on apprit que le confiseur les avait préparées avec une couleur verte qui lui avait été remise par un peintre en bâtiments qui ignorait les propriétés toxiques de cette matière colorante.

Le Tribunal ne condamna le sieur V. B... qu'à 6 fr. d'amende, pour avoir exposé en vente des bonbons susceptibles de nuire à la santé.

En 1831, un chimiste anglais, M. O'Shaugnesy, publia un travail sur les bonbons coloriés en Angleterre par des substances toxiques. La lecture de ce travail, traduit par M. Georges Trevet, fait connaître qu'en Angleterre on avait employé pour colorer les bonbons le minium, le vermillon, le minium et le vermillon mêlés, le chromate de plomb, la gomme-gutte, mais qu'on n'avait pas fait usage de l'arsénite de cuivre.

En 1838, un journal faisait connaître que 5 enfants avaient été empoisonnés à Épinal (département des Vosges) par des bonbons arsenicaux qui avaient été remis à l'un d'eux par une femme étrangère à la ville et qui était vêtue en paysanne.

Le journal disait qu'un mandat d'amener avait été décerné par le juge d'instruction contre la femme qui avait donné ces sucreries.

Nous n'avons pu savoir ce qu'était devenue cette affaire.

En 1841, M. Audouard, de Béziers, a eu à constater, dans le département de l'Hérault, la présence dans quelques sucreries coloriées de substances qui avaient déterminé des accidents plus ou moins graves chez diverses personnes; un officier de santé, le régent d'un collége, un enfant avaient succombé par suite de l'ingestion de ces bonbons.

En 1842, M. Thierfelder, de Meissen (Saxe), publiait le fait suivant:

Un enfant du sexe masculin, âgé de quatre ans, d'une constitution robuste, qui avait mangé des bonbons ayant la forme de haricots verts, éprouva bientôt après des accidents spasmodiques, de violentes coliques et une météorisation assez considérable de l'abdomen, bientôt suivis de vomissements réitérés, consistant en mucosités colorées par la bile, et en déjections alvines diarrhéiques muqueuses et sanguinolentes. Des secours médicaux furent donnés au malade qui, heureusement, au bout de quelques jours fut hors de danger (1).

L'analyse démontra que les bonbons qui avaient donné lieu à ces accidents étaient colorés par de l'arsénite de cuivre.

L'auteur qui publiait ce fait faisait observer qu'il était pénible de voir négliger l'application des principes de la police médicale dans des cas où la santé publique est menacée.

En 1844, Dupasquier (de Lyon) nous signalait les faits que nous allons faire connaître:

(1) Les secours médicaux à ordonner sont: la magnésie hydratée, le peroxide de fer hydraté.

Deux enfants d'une même famille habitant Lyon, ayant mangé quelques morceaux d'une figurine en sucre dont la base était colorée par une belle matière verte, éprouvèrent presque aussitôt des symptômes d'empoisonnement. L'un des deux eut des vomissements qui se prolongèrent pendant deux heures; l'autre fut encore plus malade, les vomissements étaient violents et presque continuels, ils se prolongèrent pendant quinze heures, ils ne cédèrent qu'à un traitement convenable employé avec persévérance.

Dupasquier fit l'analyse des fragments restants de la figurine, il en retira une quantité notable de cuivre et d'arsenic; ce bonbon avait été colorié avec du *vert métis.*

Le maire de Lyon s'empressa alors de prendre toutes les mesures nécessaires pour prévenir de nouveaux accidents.

La *Gazette médicale belge* du 11 juillet 1847 fait connaître l'observation suivante :

Un enfant de six ans a succombé ces jours derniers, après avoir mangé des bonbons colorés en vert. A la même époque un autre enfant était en danger.

L'examen préparatoire d'un des bonbons qui avaient donné lieu à ces funestes accidents, a démontré qu'il était coloré avec le vert de Scheele, l'arsénite de cuivre.

Un pâtissier de Bruxelles fut poursuivi pour les faits dont nous venons de parler; l'accusation était basée sur ce *qu'il avait* mêlé des substances vénéneuses à des bonbons fabriqués et vendus par lui et que par imprudence il avait causé la mort de l'un des deux enfants Bruner, qui avait succombé, et la maladie de l'autre qui était resté dans un état d'idiotisme.

Le Tribunal déclara le pâtissier S... coupable d'homicide par imprudence, le condamna à six mois d'emprisonnement et à 2500 fr. de dommages-intérêts envers Bruner; mais la Cour le relaxa en se fondant sur ce qu'il n'avait pas été prouvé par l'instruction devant les premiers juges et devant la Cour d'appel que les bonbons qui ont occasionné les accidents graves dont il s'agit, *bonbons acquis prétenduement chez le boulanger Van Heck*, avaient été réellement fabriqués par le prévenu.

Les bonbons préparés avec l'arsénite de cuivre ne sont pas les seuls qui aient donné lieu à des accidents. Le docteur Beer (de Vienne) a fait connaître le fait de cinq enfants empoisonnés par des bonbons bleus et verts ; l'analyse fut faite par M. Peerch et lui fit reconnaître la présence d'un sel de cuivre.

On conçoit que l'administration avait, aussitôt qu'elle avait été informée des dangers que courait la population par suite de l'ignorance de certains industriels, dû prendre des mesures ; elle chargea M. Andral de lui faire un rapport sur le danger qui peut résulter de l'usage des bonbons coloriés par des substances toxiques.

Par suite de ce rapport, non-seulement le vert arsenical fut proscrit, mais encore les *sels de cuivre*, le *chromate de plomb*, le *sulfure de mercure*, les *composés de plomb*, la *gomme-gutte*, enfin toutes les substances toxiques (1).

Les mesures prises par M. le préfet de police eurent du retentissement, et à Rouen, M. Girardin, en 1831, fit une proposition sur les mesures à prendre pour empêcher les accidents déterminés par les bonbons.

Cette proposition fut le sujet d'un rapport du Conseil de salubrité du département de la Seine-Inférieure, à la suite duquel M. le préfet prit, en 1831, un arrêté rappelant les mesures ordonnées par M. le préfet de police. (Voir le t. X des *Annales*, p. 184.)

Les mesures prises et mises à exécution sont les suivantes :

(1) Voir dans les *Annales d'Hygiène*, l'ordonnance publiée à ce sujet le 10 décembre 1830. — Voir le t. XVII, p. 475, des *Annales d'hygiène publique et de médecine légale*, et les t. XXIX, p. 358 et L, p. 213 et suivantes.

Tous les ans, en décembre, quatre membres du Conseil de salubrité font dans le mois de décembre, accompagnés d'un commissaire de police, une visite chez les confiseurs, pastilleurs, etc., une visite des magasins, ateliers, laboratoires où l'on prépare les sucreries coloriées, examinent les couleurs, les préparations et font leur rapport à M. le préfet.

Cette mesure est d'une grave importance : elle est indispensable, car on a trouvé à différentes reprises des coloristes qui, dans les ateliers, faisaient usage des couleurs au vert de Schweinfurt.

En 1859, nous avons trouvé qu'on employait encore dans trois laboratoires du vert à la gomme-gutte.

3° Papiers servant à envelopper des sucreries coloriées. Accidents qu'ils peuvent déterminer.

On sait qu'à Paris, M. le préfet de police a rendu et fait publier une ordonnance par laquelle il est défendu d'envelopper les bonbons dans des papiers colorés par des substances toxiques.

Lorsqu'il fallut mettre en vigueur cette ordonnance, une foule d'objections furent faites aux membres du Conseil chargés de faire la visite des confiseurs. On disait : *mais le papier que l'on veut nous empêcher d'employer est utile à notre vente ; les bonbons, que nous vendons, sont enveloppés d'un autre papier.*

La résistance était plus grande :

1° De la part des chocolatiers ;

2° De la part des marchands de papiers qui fournissaient les confiseurs. Là il y avait une difficulté, car l'ordonnance de M. le préfet de police ayant force de loi pour le département de la Seine, n'avait pas d'action pour les autres départements ; et quand nous trouvions des papiers coloriés par le vert de Schweinfurt, on nous disait : *ce papier n'est pas destiné à être employé à Paris, il nous est demandé pour les départements et particulièrement pour les départements de l'ancienne Bretagne.*

Il fallut quelquefois, mais heureusement les cas furent rares, faire dresser des procès-verbaux, opérer des saisies qui furent suivis de légères condamnations.

A l'époque actuelle on ne trouve plus guère de sucreries, de chocolats enveloppés dans des papiers toxiques; il y a bien encore quelques reproches à faire aux débitants, mais ils ne sont pas le fait de la résistance mais de l'insouciance, et le plus souvent ils sont dus à l'ignorance des industriels qui emploient *certaines couleurs sans savoir si elles sont salubres ou non.*

Nous allons rapporter quelques observations qui feront connaître la nécessité qu'il y avait de publier une ordonnance sur les papiers colorés, et les faits qui justifient la publication de cet acte de l'autorité publique.

Le premier fait qui est arrivé à notre connaissance est le suivant :

M. B..., demeurant rue des Saints-Pères, 16, achète dans les premiers jours de janvier 1832, chez un marchand du passage des P....., du chocolat qui était enveloppé dans du papier vert, destinant ce chocolat à sa petite fille âgée de deux ou trois ans. Cette enfant, en mangeant un morceau de chocolat, mit dans sa bouche une petite portion du papier; elle éprouva tous les symptômes d'un empoisonnement qui nécessita l'appel d'un médecin, M. Jadelot, lequel fit cesser les accidents par une médication convenable.

Une partie de ce papier fut examinée par M. Richard-Desruez : ce pharmacien reconnut qu'il contenait de l'arsénite de cuivre.

Le père de la jeune fille ayant été porter plainte au fabricant de chocolat et celui-ci l'ayant fort mal reçu, un ami du père fit connaître le fait à M. le préfet de police, en lui adressant une partie du papier qui enveloppait le chocolat.

Ce papier, renvoyé à l'examen d'un membre du Conseil de

salubrité, fut analysé ; il contenait de l'arsénite de cuivre, dans la proportion en moyenne de 6 grammes 60 centigrammes par feuille.

Ce cas est relaté dans un rapport fait, le 26 octobre 1835, à l'Académie de médecine par une commission composée de MM. Chevallier, rapporteur, Soubeiran et Bonastre, sur un travail de M. Servant qui avait envoyé un morceau de papier vert arsenical et qui signalait les dangers d'employer les substances vénéneuses, et en particulier les composés d'arsenic, pour colorer les papiers qui servent à envelopper les bonbons.

Dans ce rapport, on voit « qu'un des commissaires reçut de » M. Boutigny, pharmacien à Évreux, une lettre en date du » 24 janvier 1833, lettre par laquelle ce pharmacien lui » faisait connaître que dans les premiers jours de ce mois, il » avait ôté des mains de ses enfants des papiers verts colorés » avec de l'arsénite de cuivre. Ces papiers servaient à enve- » lopper des bonbons et des macarons. »

Le même rapport ajoute encore « qu'à la fin de 1833, un » des membres du Conseil, chargé de procéder à la visite des » confiseurs de la capitale, en faisant enlever des papiers verts » colorés avec de l'arsénite de cuivre, papier qui en envelop- » pait un bonbon-liqueur, reconnut que le bonbon s'était » brisé et que la liqueur contenue au milieu du sucre s'était » échappée et avait mouillé un papier blanc qui formait la » première enveloppe, puis humecté le papier arsenical qui » formait la deuxième enveloppe. »

Si ce bonbon eût été donné à un enfant et que celui-ci eût sucé le papier pour ne pas perdre de matière sucrée, il aurait pu éprouver des accidents analogues à ceux qui s'étaient manifestés chez la petite B...

Dans un rapport au Conseil de salubrité, en mars 1843, le délégué chargé de ce travail signalait des accidents arrivés chez la femme d'un greffier du palais de justice, laquelle avait eu des coliques pour avoir mangé du tapioka placé dans un sac mal collé et coloré avec de l'arsénite de cuivre. Le même membre rappelait alors qu'en juin 1840, le sieur L... fit connaître que son enfant, âgé de quatre ans, avait tenu dans sa bouche et sucé une carte colorée en vert qui avait servi d'étiquette à une pièce d'étoffe; l'analyse des débris de la carte donna encore 0gr,15 d'un composé arsenical ; l'enfant avait ressenti tous les symptômes de l'empoisonnement, et il ne fut sauvé que par suite des prompts secours qui lui furent administrés.

Dans ce rapport il est encore question de gâteaux enveloppés dans du papier vert et vendus par un pâtissier; de cartons recouverts de papier vert arsenical et placés sur des comestibles humides ou au moins hygrométriques, comme des pruneaux, des poires tapées.

En 1843, M. Césaire Regnard signalait à l'administration l'emploi fait malgré l'ordonnance de police par les épiciers, les marchands de substances amylacées, farine, fécules, tapiokas, semoules, de sacs coloriés par le vert de Schweinfurt; il faisait connaître le danger que présente ce mode de faire.

Dans un rapport du 25 avril 1844 sur la visite des épiciers, nous lisons que : « lors de la visite on a trouvé :

» 1° Chez un épicier du faubourg du Roule, des pains » d'épice humides posés sur des chocolats enveloppés de pa- » pier vert;

» 2° Chez un épicier du faubourg Saint-Honoré, des raisins » dits raisins secs, placés dans de petites barques faites de » papier arsenical ;

» 3° Chez un épicier de la rue Mazagran, du pain d'épice » reposant sur du papier vert arsenical. »

En mars 1838, on signala au Conseil que des boîtes de fruits secs, recouvertes de papier vert arsenical portant pour étiquette : *Figues fines*, étaient expédiées du Midi. Le Conseil demanda que le fait fût signalé au ministre de l'agriculture et du commerce, pour qu'il fût pris des mesures propres à faire cesser ce danger.

Dans l'excellent rapport de M. Andral, fait en 1831, sur les bonbons et papiers colorés (1), il est dit : « qu'une sur- » veillance active doit être exercée sur les papiers qui servent » à faire les petites capsules dans lesquelles on coule certaines » préparations de sucre, telles que les sucres soufflés à la » fleur d'orange et à la rose ; » et cet honorable rapporteur était tellement pénétré des dangers que présentent ces préparations, qu'il terminait son travail en disant « que le Conseil de salubrité regarderait comme une mesure utile que le lendemain même du jour de la saisie des bonbons proscrits, les noms des confiseurs chez lesquels cette saisie aurait eu lieu fussent signalés au public, non-seulement par la voie des journaux, mais encore par la voie des affiches. »

Les papiers saisis chez les confiseurs offraient de nombreux dangers, mais aucun de ces papiers ne nous a paru auss nuisible que celui dont il est parlé dans le rapport fait en 1854 au Conseil d'hygiène publique et de salubrité par le docteur Beaude.

Chez M..., confiseur, il a trouvé des bonbons enveloppés dans des papiers verts dits papiers anglais ; pour donner à ces papiers un aspect velouté, ils avaient été recouverts d'une espèce de poussière verte arsenicale qui se détachait par le frottement du doigt (2).

Les papiers prohibés ne doivent pas être cherchés seulement dans le mois de décembre chez les confiseurs, il faudrait les défendre et les saisir en tous temps. Cependant si l'on jette les yeux sur les étalages des épiciers, des fruitiers,

(1) *Annales d'hygiène*, t. IV, p. 48.

(2) Ces papiers étaient fabriqués par Mme M.. Cette dame ainsi que le détenteur furent condamnés à l'amende ; une autre dame, Mme V... C..., fut aussi condamnée, mais elle n'avait tenu aucun compte des observations qui lui avaient été faites.

des chocolatiers, des marchands de pâtes et de comestibles, des charcutiers, on voit presque chez tous des substances alimentaires enveloppées ou en contact avec des papiers toxiques.

Nous ne nous dissimulerons pas les difficultés qui se présentent dans l'application de l'ordonnance qui défend absolument de préparer les papiers toxiques pour les confiseurs de Paris et de les mettre en vente ; ces difficultés sont nombreuses, cela a été démontré lors d'une visite faite chez les marchands de papiers colorés.

Ces commerçants donnent pour excuse qu'il n'y a pas à leur reprocher d'être détenteurs de papiers préparés pour confiseurs, puisqu'à l'exception des villes de Paris, de Metz, de Lille, de Rouen, où ces papiers sont interdits, des papiers à couleurs brillantes sont demandés d'une manière plus spéciale surtout pour certains départements comme ceux de l'ouest et du midi de la France; que d'ailleurs, une fois qu'ils en avaient fait la livraison aux commissionnaires, ils ne pouvaient répondre que ceux-ci n'iraient pas les revendre aux confiseurs de Paris, de Metz, de Lille et de Rouen.

Ces faux-fuyants des marchands de papiers ne pourraient plus être employés si un décret venait appliquer à tous les départements de France les bienfaits de l'ordonnance du préfet de police, en date du 28 février 1853. Ce décret interdirait alors absolument en France la fabrication et la vente de papiers toxiques disposés pour confiseurs.

En attendant que l'autorité supérieure ait pris cette sage mesure, réclamée depuis si longtemps et chaque année par le Conseil d'hygiène publique et de salubrité du département de la Seine, nous croyons que MM. les préfets devraient s'empresser de l'adopter pour les départements qu'ils administrent et prescrire l'exécution rigoureuse de l'ordonnance précitée, ou de toute autre atteignant le même but ; et comme il arrive fréquemment aux enfants de mettre dans leur bouche des papiers qui ont servi à envelopper des bonbons, il est nécessaire, surtout en province, de les en empêcher, quelle que soit l'enveloppe, afin d'éviter des accidents graves.

Dans un mémoire publié en Angleterre par M. O'Shaugnesy, l'auteur a trouvé dans son pays des bonbons et papiers colorés avec des substances toxiques ; il a parfaitement indiqué les couleurs minérales qui entrent dans leur composition, et il donne les moyens d'analyse pour les faire reconnaître immédiatement. Il termine son mémoire en appelant l'attention du gouvernement anglais sur le danger des substances vénéneuses employées (*Jour. de chimie méd.*, t. VIII, p. 728, 1831).

Des papiers préparés pour confiseurs ayant une disposition et une forme particulière qui indiquent parfaitement l'usage auquel on les destine. — On peut se baser sur cette forme pour ceux qui sont coupés, mais l'on aura toujours beaucoup de peine à en arrêter la vente et l'emploi.

Les confiseurs ne sont pas les seuls commerçants qui fassent usage de ces papiers prohibés, car nous en voyons chez les pharmaciens, les chocolatiers, les épiciers, les fruitiers, les marchands de pâtes, les charcutiers.

Ces papiers, comme le disait le rapport du 18 avril 1843, peuvent occasionner des accidents :

1° Si le papier formant sac ou enveloppe est mal collé ;

2° S'il est en contact avec des produits humides ;

3° Si on laisse tomber un liquide sur le sac.

Il est bien évident que ces papiers toxiques peuvent être achetés chez tous les marchands de papiers et même en fabrique, et que lors de la mise en vente, ceux-ci peuvent et doivent ignorer souvent l'usage que l'on veut en faire ; ici ce sont les marchands seuls qui doivent être mis en cause.

Nous croyons que l'avis de M. le préfet de police du 9 mars 1843 (*Annales d'hygiène*, 1843, t. XXIX, p. 362), et renouvelé le 24 décembre 1845, doit être publié de nouveau, et qu'il serait utile de pouvoir le rendre applicable dans tous les départements en ce qui concerne les papiers servant à envelopper les bonbons.

Cet avis est ainsi conçu :

« Il est important d'apporter beaucoup de soin dans le choix des papiers colorés et du papier blanc qui servent à envelopper les bonbons. Les papiers lissés blancs ou colorés sont souvent préparés avec des substances minérales très dangereuses.

» Ils ne doivent pas servir à envelopper les bonbons, sucreries, les fruits confits ou candis, qui pourraient, en s'humectant, s'attacher au papier et donner lieu à des accidents si on les portait à la bouche.

» Le papier coloré avec des laques végétales peut être employé sans inconvénients.

» Comme il arrive fréquemment aux enfants de mettre dans leur bouche les papiers qui ont servi à envelopper les bonbons, il est nécessaire de les en empêcher, quelle qu'en soit l'enveloppe; pour prévenir des accidents graves, les confiseurs ne doivent employer, pour mettre dans leurs liqueurs, que des feuilles d'or ou d'argent fin. On bat actuellement du chrysocalque presque au même degré de ténuité que de l'or ; cette substance contenant du cuivre et du zinc ne peut être employée par le liquoriste. »

Non-seulement les papiers de fantaisie sont dangereux, mais encore les papiers dont se servent les fruitiers, les épiciers, les charcutiers, papiers qui n'ont pas une destination positive et qui sont achetés souvent à bon marché par suite de circonstances particulières.

C'est à l'occasion de l'emploi de ces papiers que furent publiées les deux circulaires suivantes :

***Proscription du papier vert arsenical.*— Préfecture de police.**

Paris, le 3 octobre 1855.

Circulaire aux Commissaires de Police de Paris et de la banlieue.

Messieurs, malgré les recommandations qui leur ont été faites à plu-

sieurs reprises, les charcutiers continuent à se servir du papier vert pour fermer les pots à rillettes et autres vases qu'ils mettent en étalage, et pour faire des espèces de frisures avec lesquelles ils enveloppent les manches de jambons.

Le papier vert doit sa couleur à l'arsenic et au cuivre, et son contact avec les substances alimentaires peut avoir les plus funestes résultats. Il importe donc que les charcutiers renoncent absolument à en faire usage. L'emploi de ce papier constitue d'ailleurs une contravention à l'ordonnance de police du 28 févreir 1853, concernant les substances alimentaires et les vases de cuivre (art. 12, § 2, de l'instruction annexée à ladite ordonnance).

Je vous invite donc, messieurs, à prévenir une dernière fois les charcutiers, qu'ils s'exposent à des poursuites judiciaires, en faisant usage pour leur commerce du papier vert et de tous autres papiers colorés avec des préparations métalliques, comme les papiers aurores, lisérés blancs et bleu clair ; si cette dernière recommandation reste sans effet, vous voudrez bien, le cas échéant, dresser des procès-verbaux de contravention à l'ordonnance de police prescrite.

Le Préfet de police, PIETRI.

Cette première circulaire n'ayant pas atteint son but, il en fut publié une seconde que nous allons faire connaître.

Préfecture de police.

Circulaire aux Commissaires de Police de Paris et de la banlieue.

28 Novembre 1855.

Messieurs, l'application de ma circulaire du 3 octobre dernier, relative à l'emploi par les charcutiers de papiers de couleur pour la couverture des pots à rillettes et pour les manches de jambon, a suscité des réclamations de la part des marchands de papiers de couleur.

L'affaire a été examinée de nouveau par le Conseil d'hygiène publique et de salubrité, et il résulte de cet examen, qu'il n'y a pas lieu de proscrire l'usage de certains papiers, dans la fabrication desquels il n'entre aucune matière métallique, minérale ou toxique. Je citerai, par exemple, le papier bleuâtre, dont les rognures servent à parer les étalages des charcutiers. Ce papier est teint dans la pâte avec une substance qui ne contient aucune partie de cendres bleues; (*oxyde ou carbonate hydraté de cuivre*).

Au surplus, pour vous faciliter l'exécution de la mesure en question, je vous adresse, messieurs, une carte spécimen contenant des échantillons de papiers colorés dangereux, dont le contact avec les substances alimentaires, surtout lorsqu'elles sont humides, molles ou grasses, présente les plus grands inconvénients.

Comme vous le remarquerez, messieurs, les papiers dangereux sont généralement colorés en vert clair, en orange, en jaune, lisérés blancs ou dorés faux. Ils sont très souvent lisses et coloriés des deux côtés, les verts sont coloriés avec l'arsénite de cuivre, les oranges, les jaunes, les lissés blancs avec des oxydes ou des sels de plomb, les papiers dorés faux sont faits avec du chrysocale, qui est un alliage de cuivre et de zinc.

L'emploi de ces divers papiers et tous les autres semblables (car les nuances sont très variables) devra être formellement interdit pour faire des sacs, des enveloppes, des manchettes, des boîtes ou des étiquettes, non-seulement aux charcutiers, mais encore à tous les marchands de denrées ou substances alimentaires quelconques, comme les bouchers, les confiseurs, les chocolatiers, les marchands de comestibles, de beurre, de fromage, les pâtissiers, les épiciers, les fruitiers, etc., etc.

Les échantillons de la carte spécimen ci-jointe ne doivent être considérés que comme des modèles ; car, je le répète, les nuances de couleur sont très variées. En cas de doute vous devez regarder comme dangereux tout papier brunissant lorsqu'on le touche avec de l'hydrosulfate de potasse, ou avec de l'eau de Baréges non altérée (l'eau de Baréges non altérée dégage l'odeur d'œufs pourris (1).

Ne perdez de vue, messieurs, que l'emploi des papiers dangereux constitue une contravention à l'ordonnance de police du 28 février 1853, concernant les substances alimentaires et les vases de cuivre (*art.* 12, § 2, de l'instruction annexée à ladite ordonnance). Je vous recommande donc, le cas échéant, de dresser des procès-verbaux et de me les transmettre.

Le Préfet de Police, signé : PIÉTRI.

Pour expédition conforme, *le Secrétaire-général*, A. DE SAULXURES.

On blâma ces circulaires, disant qu'on rendait le commerce difficile; on conçoit que la plainte ne venait pas de l'acheteur, mais du vendeur. En effet, que voulait M. le préfet de police? *garantir la santé publique des fautes causées par l'insouciance, l'ignorance et souvent la cupidité.*

Ce qui vient à l'appui de ce que nous avançons, c'est le fait suivant :

En septembre 1842, le docteur Piedagnel avait reçu dans

(1) Il faut faire usage de l'acide hydrosulfurique, car les hydrosulfates donnent des résultats qui induisent en erreur.

son service, à l'hôpital Saint-Antoine, une jeune fille qui avait été empoisonnée accidentellement.

L'enquête faite sur la cause des accidents fit connaître que la malade avait acheté chez une fruitière du fromage avec lequel elle avait fait un repas ; ce fromage lui avait été servi enveloppé dans du papier de tenture coloré en bleu.

Ce papier était du papier dit *Anglais*, contenant du carbonate de cuivre. Un rapport fait à ce sujet au Conseil de salubrité le 27 octobre 1842, faisait connaître que l'examen de ce papier avait démontré qu'il contenait de l'oxyde de cuivre et du carbonate de chaux.

Il est probable qu'un grand nombre d'accidents de la même nature échappent à la connaissance non-seulement du public, mais aussi à celle des médecins.

4° Introduction de l'arsénite de cuivre dans la préparation des substances alimentaires.

Arsénite de cuivre dans un gâteau.—Mme Ch..., pour le jour de sa fête, offrit un gâteau, dit pièce montée. Ce gâteau fut mangé, à l'exception de la partie inférieure, qui servait de plateau, et qui se trouvait enjolivée par une bordure verte de quelques centimètres de largeur.

Cette portion de gâteau fut donnée à la domestique, qui n'en mangea qu'une faible portion et qui donna le reste au fils et à la fille du concierge, qui en mangèrent une partie.

Tous ceux qui avaient mangé de ce gâteau furent pris dans la nuit de vomissements abondants ; cet état maladif se prolongea dans la journée du lendemain ; des secours furent donnés à ces malades par M. Stanislas Martin.

Cet habile pharmacien me fit parvenir une partie de ces substances colorées, en m'invitant à faire en même temps que lui des expériences comparatives.

Les essais faits dans les deux laboratoires, il nous fut démontré que la substance qui avait servi à enjoliver la pâte avec laquelle on aurait fait la base du gâteau monté, était une substance toxique très énergique, de *l'arsénite de cuivre, du vert de Schweinfurt.*

Il nous a été impossible de connaître le nom du pâtissier qui avait confectionné le gâteau monté qui avait donné lieu à ces accidents, Mme Ch... s'étant refusée à le faire connaître.

Arsénite de cuivre. — En 1847, nous fûmes invité à un déjeuner que donnait M. L..., avocat à la cour royale de Paris.

Une hure de sanglier fut servie sur la table. Cette hure était parfaitement préparée et elle présentait un décor qui avait été fort artistement arrangé; ce décor était formé de petits amas d'une matière grasse qui avait été colorée partie en rouge partie en très beau vert.

La coloration en vert de la matière grasse fixa vivement notre attention, nous crûmes pouvoir prendre sur nous d'assurer au maître de la maison qu'elle était due à l'usage qu'on avait fait de l'arsénite de cuivre.

La graisse fut alors enlevée et mise de côté; on eut soin de ne manger de la hure que les morceaux qui étaient exempts de graisse.

La matière grasse isolée fut soumise à l'analyse chimique; on constata que deux grammes de cette graisse contenaient 5 centigrammes d'arsénite de cuivre.

Nous n'avons pas su l'adresse du charcutier qui avait préparé la hure du sanglier, mais on nous apprit que la poudre verte avait été fournie par un marchand de couleurs, qui en avait vendu pour 10 centimes au charcutier.

Arsénite de cuivre, vert-de-gris. —Le 14 septembre 1848, M. Hetley, chirurgien de l'infirmerie de Sainte-Mary-le-Bone, fut appelé pour donner des soins à plusieurs personnes qui avaient été subitement prises de maladie.

Ces malades étaient trois adultes et huit enfants; tous étaient en proie à de nombreux vomissements; les lèvres et le linge de ces malades étaient colorés en vert.

L'un des enfants déclara qu'il avait acheté pour *deux pences* (10 centimes) de pâtisserie coloriée et que toute la famille en avait mangé : les symptômes qui s'étaient manifestés étaient évidemment ceux qui sont le résultat de l'ingestion du vert-de-gris.

On présenta à M. Hetley un petit gâteau composé de pâte et de sucre et recouvert d'une substance d'un vert brillant, ce qui lui donna de suite l'explication des symptômes.

Il administra aux malades, après qu'ils eurent vomi, un breuvage composé de lait frais, d'œufs et de sucre, ce qui produisit d'excellents effets.

Le rédacteur du journal anglais qui signalait ces faits, faisait remarquer que les pâtissiers à Londres continuent de faire usage pour colorer leurs bonbons de l'arsénite de cuivre (*du vert de Schweinfurt*), et cela malgré les avertissements qui leur sont journellement donnés par la presse et par les journaux de médecine. Ils vendent à si bon marché aux enfants des pastillages de cette sorte, qu'une famille peut être empoisonnée par des bonbons achetés 10 centimes. Le fait que nous rapportons en est un exemple : onze personnes eussent pu succomber, si elles n'eussent reçu à temps les secours nécessaires.

Arsénite de cuivre dans des pruneaux. — En 1842, une dame qui était indisposée et qui n'avait pas d'appétit, fit acheter 500 grammes de pruneaux dont on fit cuire la moitié ; mais lorsque Mme X... eut fait usage de ces fruits et du jus, elle fut prise de malaise et de vomissements qui cessèrent après quelques heures et après avoir pris abondamment de l'eau sucrée.

L'on ne savait à quoi attribuer ces accidents, lorsqu'on fit de nouveau cuire une certaine quantité des mêmes pruneaux; après en avoir mangé, les accidents déjà observés se manifestèrent.

On dut alors attribuer aux pruneaux les accidents produits, et on les fit examiner; on constata que quelques-uns de ces fruits étaient salis par une matière verte que l'on considéra comme étant un sel de cuivre; on se rendit chez le marchand et l'on reconnut que la couleur verte dont on avait constaté la présence avait été laissée sur les pruneaux par une étiquette en carton, de couleur verte. Ce carton était formé de carton ordinaire, recouvert des deux côtés par du papier coloré par de l'arsénite de cuivre : les pruneaux, qui étaient humides, avaient délayé la couleur apposée sur le carton, couleur qui s'était attachée aux pruneaux.

Nous avons vu de semblables cartons employés par des épiciers, et nous les avons fait retirer de raisins secs humides, où ils avaient été placés pour indiquer le prix de la marchandise.

Nous avons aussi vu des *papiers-dentelles*, colorés par l'arsénite de cuivre, placés comme annonce sur des boîtes de figues et de fruits confits ; un confiseur nous a fait connaître que de semblables produits étaient expédiés en boîtes en Angleterre, et qu'ils ne seraient pas acceptés, si les boîtes n'étaient pas recouvertes du papier-dentelle arsenical.

Empoisonnement de fraises, résultat du séjour dans une tasse de tôle vernie, dans la coloration de laquelle on avait fait entrer de l'arsénite de cuivre. — L'observation que nous allons faire connaître a été recueillie par M. le docteur Siguenud, de Vienne.

Des fraises avaient été achetées le matin, puis conservées jusqu'au moment du souper dans une tasse de tôle colorée en vert. Peu de temps après leur ingestion, le maître de la maison, sa femme et leur domestique se plaignaient de nausées, ils eurent des vomissements et éprouvèrent un sentiment de faiblesse considérable; bientôt les vomissements devinrent plus forts et nécessitèrent l'administration des poudres effervescentes; on donna ensuite du lait pour calmer la sensation de brûlure vive dont l'estomac était le siége; néanmoins les deux jours suivants, les trois malades éprouvèrent encore ces mêmes symptômes et de plus des étourdissements. Ce ne fut que par l'usage prolongé du lait, associé à l'hydrolat de laurier-cerise, qu'on parvint à rétablir leur santé.

L'analyse chimique démontra que la couleur verte de la tasse était due à de l'arsénite de cuivre. (*Oester medic wochenschrifft*. 1841.)

Pain sali par du vert arsenical. — M. le docteur Taylor, pour démontrer le danger des peintures arsenicales, cite le fait d'un boulanger dont le pain était maculé de taches vertes. Ce pain ayant été soumis à l'analyse, il reconnut que ces taches étaient dues à de la peinture fraîchement apposée sur des planches sur lesquelles le pain avait été placé, planches qui avaient été enduites d'une couleur dans laquelle on avait fait entrer des substances toxiques.

Animaux empoisonnés par la nourriture qui leur avait été donnée. — Dans un document officiel, daté du 8 mai (Berlin), on voit que sept vaches sont mortes empoisonnées par de la mangeaille bouillie, dans laquelle on avait laissé par négligence ou par toute autre cause, un rideau de fenêtre qui était coloré en vert par de l'arsénite de cuivre.

Empoisonnement occasionné par une gelée colorée au moyen de l'arsénite et de l'acétate de cuivre (vert de Schweinfurt), observé par M. le docteur Millingen, avec analyse chimique et remarques par M. G. Della Sudda. — Le 15 février, je fus invité par le directeur du séminaire arméno-catholique à visiter plusieurs de ses élèves, qui étaient alités et avaient éprouvé pendant la nuit de violentes coliques accompagnées de vomissements et de selles fréquentes qu'aucun remède administré n'avait pu calmer. Une quinzaine de ces écoliers, après avoir souffert des mêmes symptômes que six de leurs camarades que je trouvai au lit, étaient, au moment de ma visite, assez bien pour se lever et descendre à la salle d'étude. Les six qui étaient retenus au lit vomissaient un liquide fortement coloré de vert, et accusaient des douleurs constantes à l'épigastre ainsi qu'à l'abdomen. En réponse à mes demandes quant à la cause à laquelle on attribuait les phénomènes qu'un si grand nombre d'individus présentaient à la fois, on me dit qu'on ne les attribuait qu'à la gelée verte et bleue qui avait été servie à la table des élèves pendant leur souper et qui avait été confectionnée par un des plus fameux restaurateurs de la ville. On ajouta que tous en avaient mangé plus ou moins, mais pourtant que l'on avait observé que ceux d'entre eux qui avaient eu pour portion de la gelée blanche et rouge n'avaient rien ressenti de fâcheux, tandis que tous ceux, sans exception, qui avaient goûté la gelée colorée en vert et en bleu, avaient souffert plus ou moins des mêmes symptômes. D'après le désir que j'exprimai, on me remit plusieurs morceaux de la gelée dont les élèves malades avaient mangé, et je les envoyai chez M. Georges della Sudda, le priant de vouloir bien les soumettre à l'analyse, il reconnut que les gelées vertes devaient leur couleur à l'arsénite de cuivre, la gelée bleue à l'acétate de cuivre.

Je prescrivis l'ipécacuanha aux élèves malades, et le lendemain j'éprouvai une satisfaction bien vive en apprenant que les symptômes graves avaient disparu et que tous les malades pouvaient être considérés comme en voie de convalescence.

Analyse chimique et remarques. — Les gelées, au nombre de trois, avaient une forme conique cannelée, une très forte consistance; deux avaient un poids égal, soit 260 grammes 43 centigrammes, l'autre pesait 600 gr. 27 cent. Toutes étaient colorées en trois nuances disposées par couches bien distinctes : l'inférieure était d'un vert-choux, la moyenne d'un bleu foncé et la supérieure d'un rouge-rubis; celle-ci seule possédait une parfaite transparence et était bien homogène, tandis que les autres présentaient çà et là des points opaques produits par l'agglomération de petites molécules bleues et vertes. La saveur était fort désagréable, avec un arrière-goût métallique assez prononcé.

5° Sur les dangers que présenteraient les papiers de tenture.

M. Gmelin est le premier qui, en 1843 et 1844, appela l'attention de l'administration sur les dangers auxquels exposent les papiers verts contenant des sels d'arsenic et de cuivre.

La commission du grand-duché de Bade, s'étant occupée de cette question, a demandé au professeur d'Heidelberg un nouvel avis, qui fut donné le 21 juin 1844.

M. Gmelin établissait que les tapisseries exécutées en papier jaune, quoiqu'elles continssent de l'orpiment, du sulfure d'arsenic, n'avaient pas, jusqu'à l'époque où il faisait connaître le résultat de ses expériences, donné lieu à des accidents, excepté dans les cas où il y avait eu grattage et aspiration de la poussière par les ouvriers;

Qu'il n'en était pas de même des papiers verts, couleur émeraude brillante, dans la fabrication desquels on emploie depuis quelque temps des acétates et arséniates de cuivre. Les anciens papiers qui étaient autrefois moins beaux étaient préparés avec du carbonate de cuivre.

M. Gmelin disait encore que les observations faites sur les papiers s'appliquaient aux vernis à l'huile, employés dans les appartements et pour colorer les visières des casquettes. Relativement à cette dernière assertion, M. Liebig, dans les *Annales de pharmacie* pour 1836, vol. XVII, p. 136, fait connaître le fait d'un homme qui, pendant plusieurs années, avait eu une éruption au front causée par la visière verte de sa casquette, éruption qui disparut avec le changement de coiffure.

Parmi les faits cités par M. Gmelin, nous donnerons les suivants (1) :

Un cocher, le nommé Unholz couchait, ainsi que sa femme, depuis trois ans dans un appartement tapissé en papier vert arsenical. Dans l'automne de 1839, il reconnut que son logis exhalait une odeur désagréable très forte; le mari se réveillait tous les matins avec une céphalalgie intense, suivie de malaise, de sécheresse de la bouche; ces symptômes disparaissaient dans la journée. La femme, de son côté, se plaignait d'une toux opiniâtre. Les époux Unholz se rétablirent aussitôt qu'on leur eut fait changer de chambre à coucher.

Fauth, grand bailli à Mosbach, s'était déjà proposé de faire ouvrir le plancher pour chercher la cause d'une odeur qu'il attribuait à la présence de souris sous le parquet; ayant eu connaissance des publications de Gmelin, il fit enlever le papier vert qui tapissait sa chambre, l'odeur disparut alors.

Le bailli d'Eberbach avait une maison dans laquelle on remarquait seulement dans deux pièces tapissées en vert une odeur repoussante.

Ces deux pièces étaient situées à une très grande distance

(1) Antérieurement à ces faits, il paraît que d'autres avaient été signalés, mais nous ne savons dans quel ouvrage ils ont été publiés.

l'une de l'autre et dans l'étage supérieur; les autres pièces, même celles du rez-de-chaussée, qui étaient plus humides, n'exhalaient aucune odeur.

Un léger empoisonnement fut constaté sur une domestique qui avait frotté une pièce tapissée en vert (1).

Le rédacteur du journal allemand *Annalen der staats arzneikande*, qui rapportait ces faits, établissait que l'odeur repoussante et caractéristique qui avait été observée dans les chambres tapissées en vert arsenical, ne pouvait être attribuée qu'aux émanations arsenicales, l'arsenic étant probablement combiné à une matière organique; mais il pensait que ces émanations ne sont pas dues à de l'hydrogène arsénié, gaz délétère qui n'a pas d'odeur (2).

Ce publiciste ne proscrivait pas, mais ne défendait pas complétement: 1° les papiers arsenicaux pour tapisserie; 2° les vernis de couleur verte. Il établissait « qu'il est prudent de ne les employer que dans des chambres exposées » au midi et qui sont bien aérées et bien régulièrement chauffées, et qu'il est indispensable de ne pas les habiter aussitôt » qu'il se manifeste cette odeur de souris caractéristique, » produite par la fermentation des matières organiques avec » lesquelles est mêlé l'arsenic. »

Il fait observer aussi avec raison que les domestiques qui nettoient les papiers et les vernis verts arsenicaux, que les

(1) M. Taylor a fait connaître dans des pièces tendues en papier arsenical, la présence de poussières toxiques; de la poussière recueillie sur des tranches de livres qui se trouvaient dans une bibliothèque tendue en papier vert lui a fourni de l'arsenic; le frottement d'un tissu sur du papier arsenical tache ce tissu en vert.

(2) On pourrait dire, qu'en même temps qu'il y a production d'hydrogène arsénié, il y a altération de matières organiques, altération qui donnerait lieu aux émanations odorantes observées. On a remarqué à Paris, en 1847, que des papiers posés dans une maison de la rue de Provence sur des murs humides, ont donné lieu à des émanations infectes telles, que les locataires, qui avaient été malades, obtinrent la résiliation du bail.

ouvriers qui sont chargés d'appliquer ces papiers doivent prendre la précaution de se couvrir la bouche et le nez avec une éponge humide. On conçoit que ce mode de faire servirait à empêcher les poussières arsenicales d'être absorbées.

M. Louyet, de Bruxelles, a établi, en 1846, que l'odeur de la combinaison gazeuse qui se produit dans les chambres tapissées avec du papier vert arsenical, est due à *un arséniure d'hydrogène particulier*, qui est gazeux et odorant; il se basait, pour émettre cette opinion, sur ce qu'ayant laissé séjourner dans de l'eau de l'arsenic distillé, il a reconnu qu'au bout de quelques jours, il s'en exhalait une odeur alliacée repoussante, tout à fait analogue à celle qui règne dans les salles humides tapissées de papier vert arsenical.

Il explique la cause de cette odeur, en établissant que l'eau est décompsée et qu'il se produit entre l'arsenic et l'hydrogène une combinaison gazeuse; il ajoute que cette combinaison doit être plus arséniquée que l'arséniure trithydrique, parce que ce dernier est inodore et que la vapeur d'arsenic est odorante à un haut degré; enfin, M. Louyet dit qu'il a reculé devant les expériences nouvelles qui auraient pu être faites sur ce sujet en raison du danger qu'elles pourraient présenter; que, du reste, il a remarqué que l'eau qui a séjourné sur de l'arsenic, acquiert des propriétés toxiques; que, dans ce cas, il se forme très probablement de l'acide arsénieux, et que, par suite, l'hydrogène de l'eau devenu naissant se combine avec l'arsenic.

Nous ferons remarquer ici que nous avons constaté dans des fabriques de papiers peints, que des baquets dans lesquels on avait laissé des couleurs avec la colle pendant les jours de chômage, le dimanche et le lundi, exhalaient des odeurs infectes, participant de la colle et des couleurs employées.

Ces faits viendraient à l'appui des observations de M. Louyet.

Le docteur Basedow, de Mersebourg (Prusse-saxonne), avait fait en 1849 un appel aux hygiénistes, sur les dangers qui résultaient de l'emploi du vert de Scheele, soit dans la peinture des appartements, soit par l'application des papiers colorés avec ce vert. Selon lui, la cause de ces dangers doit être attribuée à ce que, sous l'influence de l'humidité, il y a développement d'une certaine quantité d'*hydrogène arseniqué*, qui altère la pureté de l'air.

Selon M. Basedow, les maladies constatées sont des douleurs pseudo-rhumatismales, *qui vont et viennent sans terminaison régulière*, des douleurs névralgiques, de la toux, de la fatigue, de l'amaigrissement, des troubles de la vision, des éruptions à la peau ; tous ces accidents présentent des exacerbations périodiques, soit par suite de l'état hygrométrique de l'air, soit parce que l'on fait du feu ou la cuisine dans la pièce. Selon lui, toutes les pièces qui sont peintes en vert, laissent émaner une odeur très désagréable, qui est sensible même par un temps sec (1).

Les faits publiés par le docteur Basedow sont les suivants :

— Un chef de famille occupant une pièce tapissée avec un papier vert arsenical, se plaignait souvent de douleurs erratiques dans le cou et dans la poitrine, d'une toux sèche et de faiblesse générale ; il maigrissait sans qu'aucun signe stéthoscopique rendît compte de cet état. En mai 1843, il fut obligé de s'aliter, il était atteint d'une dysenterie avec selles sanguinolentes et d'une faiblesse paralytique des membres inférieurs. Après la réparation de son appartement, il souffrit encore pendant quelque temps de douleurs rhumatalgiques, sa vue était affaiblie et il conserva longtemps un teint terreux.

Sa femme éprouva aussi des accidents semblables du côté de la poitrine, avec amaigrissement, affaiblissement général,

(1) Nous avons souvent émis l'opinion que tous les faits avancés jusqu'à ce jour étaient plus qu'exagérés ; cependant on doit se demander, quand on voit des hommes comme Liebig, comme Gmelin, comme Louyet se prononcer pour l'affirmative, ce qu'on doit penser, ce qu'on doit croire ?

accélération fébrile de la circulation qui firent craindre une phthisie.

Enfin, deux enfants, l'un de six, l'autre de huit ans, éprouvèrent les phénomènes déjà décrits : ils avaient de plus des douleurs dans les yeux, à la gorge, au cou, à la poitrine, dans le trajet de la colonne vertébrale ; sans le moindre écart de régime, ils étaient souvent pris de vomissements, de diarrhée. Après que l'appartement eut été restauré, ces accidents disparurent, divers troubles nerveux persistèrent seuls.

— Une famille habitait depuis six ans une petite chambre peinte au vert arsenical. La femme, auparavant bien portante, souffrait depuis cette époque et presque sans interruption de douleurs pseudo-rhumatismales à la région occipitale, le long du rachis et aux membres. Dans le cours de la troisième année, elle s'était alitée avec les symptômes d'une affection grave de la moelle épinière, et pendant longtemps elle resta avec une paresse des membres inférieurs. Un séjour aux bains de Lauchstad amena la disparition de ces désordres, mais ils reparurent à son retour dans son logement ; les deux fils, l'un de huit ans, l'autre de douze, étaient pâles, souffreteux, chétifs, tandis que le père, qui travaillait toute la journée dans un bureau, se portait très bien.

— Une jeune femme délicate, qui se plaignait, sans garder le lit à la vérité, de symptômes anesthésiques du côté de la colonne vertébrale, de douleurs dans la poitrine, de fatigue pour la moindre cause, avait passé l'été de 1845, soit aux bains de mer, soit à la campagne, et sa santé était revenue. Cette femme avorta à trois mois, et Basedow reconnut que sa chambre à coucher était peinte au vert arsenical et que l'odeur d'arsenic s'y dégageait fortement.

— Un fait qui vient à l'appui de ce qui a été avancé relativement au dégagement du gaz arsénié dans les pièces qui sont tendues en papier arsenical, est le suivant :

Une personne chargée de la direction d'un musée, s'occupait

du classement de *médailles latines en argent qui appartenaient à ce musée.* Elle les plaça dans des vitrines qui étaient enfermées dans un casier ; quelques mois après que ce travail eut été fait, elle s'aperçut que ces pièces noircissaient de la circonférence au centre ; elle attribua ce changement aux gaz qui résultaient de la combustion du gaz employé pour l'éclairage des salles, mais en examinant ces médailles avec plus de soin, elle s'aperçut que la partie de la médaille qui était en contact avec le papier vert velouté qui tapissait le fond du casier, était beaucoup plus noire que la partie supérieure; que cette coloration n'était pas uniforme et qu'elle était plus intense sur les médailles du haut-empire qui étaient d'argent pur. Elle conclut de ses remarques que cette coloration était due à la nature du papier sur lequel reposaient ces médailles. Les recherches qu'elle fit la convainquirent que ce papier était coloré par un produit arsenical.

— Des observations sur les dangers qui résultent de l'emploi des papiers arsenicaux furent faites en Suède par MM. Carlsun et Malmsten ; elles furent la cause de l'interdiction des papiers arsenicaux.

Dans diverses parties de l'Allemagne, les faits signalant le danger des pièces tapissées avec le papier arsenical furent publiés par Hoffman, par Dacherson, par Berkmeyer, de Nuremberg.

Plus récemment, en Angleterre, on s'est occupé du danger que présentaient les papiers de tenture colorés avec de l'arsenic.

Nous allons faire connaître les faits observés, depuis peu de temps, au delà du détroit, et qui ont fixé l'attention publique (1).

(1) Nous avons emprunté une partie de ces faits à un intéressant mémoire de M. le docteur Beaugrand, qui nous a devancé. En effet il y a plusieurs mois nous avions fait connaître au comité des *Annales d'hygiène*, le désir que nous avions de traiter tout ce qui est relatif au danger que présente le vert arsenical.

« En 1849, dit M. Hinds, je fis tapisser mon cabinet de travail avec un papier très élégant, offrant deux nuances de vert ; deux ou trois jours après que la chambre eut été décorée, je m'y installai et je me mis à lire vers le soir à la lumière du gaz qui éclairait ce cabinet. Au bout d'une heure ou d'une heure et demie environ, je fus pris d'un grand abattement avec nausées et envies de vomir. Il s'y joignit des douleurs vives dans l'abdomen avec un sentiment de faiblesse qui m'obligea de suspendre mon travail. La même chose se reproduisit plusieurs fois de suite, la porte étant fermée et le gaz allumé et après que j'avais séjourné une couple d'heures dans le cabinet. »

M. Hinds ayant remarqué cette circonstance, que les phénomènes se dissipaient peu à peu, sauf un sentiment de faiblesse et une gêne à l'estomac dès qu'il avait quitté cette pièce, en vint à soupçonner le papier vert ; il le gratta avec son canif, et ayant examiné la poudre ainsi obtenue, il reconnut la présence de l'arsenic. Le papier fut enlevé, et il n'éprouva désormais plus rien de semblable. L'ouvrier qui plaçait le papier lui assura qu'il était indisposé toutes les fois qu'il collait du papier semblable.

« Au commencement de l'année, dit encore M. Hinds, un gentleman, demeurant au centre de Birmingham, avait fait tapisser deux salons avec un papier vert ; moins d'une semaine après, il tomba malade sans pouvoir en soupçonner la cause ; lui et sa femme se tenaient habituellement dans l'une des deux chambres à la lueur du gaz, les jours étant fort courts. Or, précisément dans le même temps, sa femme tomba malade de la même manière et fut obligée de garder le lit. Les accidents dont ils se plaignaient étaient une dépression des forces, de la céphalalgie, un état fébrile ; l'inflammation des conjonctives, de la soif, de l'anorexie, de la chaleur, de la sécheresse à la gorge, l'inaptitude aux mouvements et la perte des forces étaient les symptômes dominants.

« Non-seulement ces deux personnes furent indisposées, mais un perroquet qui perchait dans la même chambre que ses maîtres tomba malade ; il était altéré, languissant, abattu, refusant la nourriture. Après deux ou trois semaines de malaise, le gentleman alla passer huit jours à Ramsgate, et revint très bien portant ; sa femme, qui était restée chez elle, n'allait pas mieux, mais deux jours après son retour les accidents reparurent ; c'est alors qu'instruit par un ami commun de ce qui était arrivé à M. Hinds, il fit enlever le papier, et sa femme et lui recouvrèrent la santé. » (M. Hinds a examiné le papier, il était velouté et renfermait beaucoup d'arsenic.)

Les directeurs d'une grande administration de Londres furent informés que le papier vert dont leurs bureaux étaient tendus, contenait une substance nuisible à la santé; ils prièrent donc M. Philips, leur pharmacien, de faire des recherches, afin de savoir si ce papier, ainsi que l'affirmait le docteur Halley, avait une influence fâcheuse sur la santé. Le rapport de M. Philips, inséré dans le *Journal de la Société des arts*, répond à cette question par une négation absolue ; or, cette conclusion, qui peut être exacte pour les papiers soumis à l'examen de M. Philips, ne saurait être appliquée à tous les papiers verts qui servent généralement à la tenture des appartements.

M. Philips établit que la chaleur nécessaire pour volatiliser l'arsenic contenu dans ces papiers est trop élevée pour que la pièce soit habitable, et il en conclut que dans les appartements habités, la chaleur qui y règne habituellement n'est pas capable de mettre l'arsenic en liberté; mais il est évident qu'il y a de certaines circonstances dans lesquelles le papier vert de tenture peut produire une action délétère ; ainsi, M. Philips admet lui-même qu'il peut se détacher des particules nombreuses d'arsenic lorsque, pour enlever la poussière, on brosse le papier, surtout lorsque celui-ci est mal glacé ; il est probable que les papiers parfaitement lisses et bien glacés ne sont nullement nuisibles, mais il n'en est pas de même des papiers veloutés et des papiers communs qui n'ont pas subi l'opération du glaçage.

Le fait suivant, relaté par le docteur Wilehead, offre sous ce rapport un très grand intérêt: « Pendant l'automne et l'hiver de 1857, je fus, dit-il, appelé à donner mes soins à un jeune homme qui présentait tous les symptômes d'un empoisonnement arsenical. Ulcérations aphtheuses des gencives et des amygdales, violentes migraines, langueur, nausées et vomissements, inappétence, diarrhée, insomnie. Cet état, d'abord léger, augmenta graduellement, malgré le traitement, et au bout de huit ou dix semaines, je me décidai à envoyer le malade à la campagne ; il s'y rendit en effet, et bientôt il fut rétabli J'avais déjà exprimé à plusieurs reprises mes soupçons sur la cause de la maladie, que j'attribuais à un empoisonnement, mais dont je ne pouvais établir sûrement l'origine. Je fis examiner l'eau qu'il buvait et les tuyaux de conduite de cette eau, on n'y trouva absolument rien de toxique.

«A son retour de la campagne, le malade, qui était alors parfaitement rétabli, reprit le même appartement; au bout d'un mois, il présentait les mêmes symptômes, mais plus graves que la première fois ; il avait les gencives tuméfiées, couvertes de plaques diphtériques, une violente névralgie faciale, une grande langueur, de la diarrhée; il avait considérablement maigri. Je crus alors pouvoir attribuer cet état, en partie au moins, à la présence d'une citerne qui était adossée au mur de sa chambre à coucher. On se décida à supprimer cette citerne; ce travail dura quinze jours, pendant lesquels le malade dut quitter son appartement. Au bout de trois ou quatre semaines, la maladie reparut avec plus de gravité. Il n'y avait plus à hésiter cette fois : ces symptômes étaient produits, ainsi que je l'avais plusieurs fois soupçonné, par le papier qui couvrait les murs de l'appartement ; je conseillai donc au malade de faire immédiatement remplacer ce papier vert par un autre d'une couleur différente.

» A partir de ce moment, tous les accidents ont cessé, et le jeune homme, qui habite toujours ce même appartement, n'a plus éprouvé aucun des symptômes qu'il avait présentés auparavant.

» Le propriétaire de la maison qu'habite ce jeune homme se rappelle parfaitement que l'ouvrier qui a collé le papier dans l'appartement avait dit à plusieurs reprises, qu'il n'aimait pas coller du papier vert, parce que ce papier le rendait toujours malade. En effet, quand on colle le papier, on le presse en tous sens avec une brosse pour le faire adhérer intimement au mur, et, dans cette opération, il tombe sur le parquet une quantité notable de poudre verte. Dans les circonstances habituelles, le domestique, en nettoyant l'appartement, essuie le papier avec un torchon pour enlever la poussière ; or, ce torchon prend une teinte verte due à des parcelles de couleur qui se détachent du papier.

» Je me suis procuré, ajoute le docteur Wilehead, un lambeau de papier vert qui garnissait l'appartement de mon jeune malade, j'ai gratté la partie veloutée de ce papier et j'ai soumis à l'analyse chimique la poudre verte que j'avais ainsi obtenue. J'en remis environ 30 grains (1 gramme 50 centigrammes) à un chimiste, et j'ai examiné moi-même le reste.

» Voici la réponse du chimiste :

» 1° Je trouve que la quantité d'acide arsénieux contenu dans les 30 grains de poudre que vous m'avez remis s'élève à 11 grains (55 centigrammes).

» 2° Une petite quantité de poudre verte projetée sur une plaque de fer rougie au feu, répand une odeur alliacée caractéristique de la volatilisation de l'arsenic.

» 3° Une solution de 4 grains de cette poudre dans 4 onces d'eau, mise en contact avec du nitrate d'argent ammoniacal, donne un précipité brun pâle.

Le lambeau de papier qui a fourni 1 gramme 50 de poudre verte, mesure un peu moins d'un pied carré; or, la surface des murs couverte du même papier vert mesurait 350 pieds carrés; or, si un pied carré contenait 55 centigrammes d'acide arsénieux, on voit que la totalité du papier qui garnissait l'appartement contenait 192 grammes 50 centigrammes d'acide arsénieux, et cela après que le papier avait été posé, il y avait plus de quatre ans.»

Les accidents que nous venons d'énumérer sont-ils dûs à des gaz produits ou à des poussières arsenicales? à ce sujet l'opinion des savants hygiénistes n'est pas la même.

Les savants qui se sont prononcés pour la production des accidents par le gaz, sont : Gmelin, Basedow, Louyet (1).

Les savants qui ont adopté l'opinion contraire sont : MM. Krahme, Abel, Philips, Taylor; la question est donc encore indécise, ou plutôt, ne pourrait-on pas croire qu'elle est complexe; que, dans de certaines circonstances, les murs étant humides, il y a production de gaz arsenicaux nuisibles à la santé, que dans d'autres la poussière détachée de ces papiers est la cause des accidents (2)?

(1) La question de savoir si les accidents déterminés par les papiers arsenicaux étaient dûs à des gaz arséniés ou à des poussières arsenicales absorbées a été, comme nous l'avons dit, le sujet de controverses.

Les partisans de la production des gaz arséniés toxiques sont : Gmelin, Basedow, Louyet, Mohr.

Les partisans de l'opinion contraire sont; Krahmer, Philips, Abel; Kleist, pharmacien supérieur en Prusse, admet les deux modes d'intoxication par les gaz et par les poussières. Nous nous rangerions volontiers avec ce dernier, et nous sommes convaincu que des peintres qui ont été malades par suite des travaux auxquels ils se sont livrés, devaient leurs maladies à des poussières arsenicales absorbées lors de l'arrachage des papiers, et lors du grattage des murs.

(2) Les derniers travaux publiés sur les papiers colorés par le vert de Schweinfurt ont donné lieu à des publications, à des envois de mémoires aux académies, il y a même eu des réclamations de priorité; nous devons le dire, la priorité appartient aux savants allemands, et particulièrement à Gmelin. En effet, dès avant 1843, puis en 1843 et en 1844, des publications avaient été faites sur le même sujet; nous dirons cependant ici que M. le docteur Paillon, de Sainte-Foix (Rhône), qui ne connaissait pas ce

Nous allons maintenant faire connaître les mesures qui ont été prises dans divers États de l'Europe, relativement aux papiers arsenicaux.

Nous trouvons dans une délibération de la commission déléguée pour les affaires médicinales siégeant à Berlin (1), qui porte la date du 28 octobre 1846, les passages suivants :

L'acide arsénieux est encore employé dans une foule de préparations diverses et de manières différentes, dans lesquelles il devient plus ou moins dangereux pour la santé ; on l'a employé, surtout dans les derniers temps, dans les arts, pour obtenir des couleurs dites arsenicales, dans la teinture et l'impression des tissus de coton, dans la peinture des appartements, dans la coloration des papiers, et cela à des doses énormes.

On cite une fabrique du département qui consomme par an 1,100 livres d'acide arsénieux pour la préparation des couleurs arsenicales.

La plus belle couleur est le vert de Schweinfurt ou vert métis, qui contient 58,6 p. 100 d'acide arsénieux, une autre, le vert de Scheele, qui en contient 49,1 p. 100.

On emploie des quantités plus ou moins grandes d'acide arsénieux dans la fabrication de plusieurs autres couleurs, telles que le vert de Braün Schweig, celui de Neuwied, le vert minéral, le vert de Berggrünn.

Il y a plusieurs livres d'acide arsénieux répandues sur les parois d'une chambre qui est peinte avec ces couleurs ; en nettoyant les parois de cette chambre et en les frottant, on dé-

qui avait été publié, a lu un travail sur le même sujet dans la séance du 21 février 1859 tenue par la Société impériale de médecine de Lyon.

(1) Cette commission avait été consultée par M. le ministre des cultes, de l'instruction et de la médecine, pour la rédaction d'un projet de règlement relatif à la conservation et à la vente des substances vénéneuses.

tache de l'acide arsénieux que l'on peut recueillir ou qui se volatilise dans l'appartement.

La même chose a lieu pour les papiers imprimés avec les couleurs arsenicales. La commission a eu des échantillons à examiner, car elle dit : Si on gratte, à l'aide d'un instrument non tranchant, une très petite partie de la couleur des trois échantillons ci-joints, et qu'on la chauffe dans un tube de verre, on obtient une légère couche cristalline d'acide arsénieux qui, mêlé avec du charbon, donne une tache arsenicale bien distincte.

Le plus dangereux est l'échantillon n° 1. La couleur y est appliquée épaisse et louche, elle se détache par le plus léger frottement. Ces couleurs de papiers très généralement employés produisent beaucoup d'accidents, sans que l'on en connaisse l'origine.

La décomposition qu'elles éprouvent n'étant pas encore bien connue en augmente le danger: en contact avec le papier et les substances avec lesquelles elles ont été mêlées avant de s'en servir pour l'impression avec la chaux des murailles, si celles-ci deviennent humides, il se développe des corps gazeux d'odeur alliacée.

Il serait à désirer que l'on publiât encore des cas semblables à ceux signalés par M. Basedow, membre du conseil hygiénique, dans le *Journal médical*, n° 10, 1846, pour que le public soit prévenu du danger qu'entraîne l'emploi de ces couleurs.

Aussi quelle que soit la restriction, le soin apportés à la vente, à l'emballage des couleurs, tout ici paraît inutile, puisque l'on peut détacher de chaque papier peint avec elles ce qu'il faut pour empoisonner un homme.

La prohibition peut seule prévenir le danger.

L'acide arsénieux employé pour l'impression et la teinture des étoffes de coton présente des dangers au moins aussi grands que ceux que nous venons d'énumérer.

L'arsénite d'oxyde de chrome a été beaucoup employé dans

ces derniers temps dans les fabriques qui impriment les toiles de coton.

Il y a vingt ans on employait communément l'acétate de cuivre ; on a été forcé de l'abandonner depuis, à cause de son influence nuisible à la santé.

Comme toutes les couleurs métalliques, elle se résout en matière pulvérulente qui est absorbée par nos organes (1). Lorsqu'on considère cette propriété des couleurs métalliques et métalliques arsenicales, et la facilité avec laquelle nos organes s'en emparent, il est étonnant qu'on n'ait pas signalé tous les accidents qui en provenaient.

Ce qui a contribué à donner de la sécurité, c'est qu'on a vu que ces poisons n'agissant qu'en très petite quantité sur le corps, on ne pouvait les considérer comme cause de maladie; le malaise et la maladie qui en provenaient ont été écartés de la pensée du médecin, et on les a attribués à d'autres causes, celles-là paraissant de trop peu d'importance.

Donc, en considérant que dans la plupart des cas on peut substituer aux couleurs vertes arsenicales une belle couleur verte, qui est un peu plus chère à la vérité, mais qui fournit les nuances les plus variées, avec le chromate de potasse et le bleu de Prusse, que déjà cette couleur est employée sur une vaste échelle dans plusieurs contrées, notamment dans les provinces du Rhin;

Qu'elle est préparée en grand par M. Monneim, à Aix-la-Chapelle; que l'on découvrira sans doute encore d'autres couleurs vertes moins dangereuses; que l'on trouvera le moyen de les améliorer, comme est parvenu M. Elsner pour celles qu'il propose de substituer (2) :

(1) Voir ce qui a été constaté à Paris, lorsqu'on a vendu des robes qui étaient colorées par du vert de Schweinfurt, qui se détachait lorsqu'on coupait, déchirait ou cousait ces robes. — Pag. 99.

(2) Il est bon de rappeler ici que, depuis 1849, M. J. Zuber fils, de Mulhouse, prépare des verts de chrome qui peuvent remplacer le vert de Schweinfurt dans la coloration des papiers.

La commission établit de la manière suivante son opinion.

Il paraît que le temps est venu et qu'il est nécessaire en police hygiénique, de défendre l'emploi de couleurs arsenicales dans la peinture et dans l'impression des tissus, que la prohibition peut être faite et signifiée aux vendeurs d'acide arsénieux, aux fabricants qui en tirent des produits, enfin aux teinturiers et aux fabricants qui les emploient (1).

En 1838 le gouvernement prussien, par un décret du 18 juin, avait prohibé l'emploi des substances vénéneuses servant à la teinture des papiers. Ce décret fut rapporté par un décret en date du 10 juin 1839, l'interdiction ayant été reconnue nuisible aux produits du pays, la consommation ayant été dépassée de beaucoup par l'entrée de papiers peints tirés de l'étranger, entrée qui avait été considérable.

Plus tard, les papiers colorés avec les couleurs arsenicales ayant été la cause de plusieurs accidents, la prohibition fut promulguée par l'acte suivant, qui fut signifié à tous les gouvernements royaux et à la présidence de la police royale.

Le gouvernement royal, dans cette circonstance, trouve un motif d'interdire dès aujourd'hui l'emploi de couleurs cuivriques vertes obtenues avec l'arsenic, servant à la teinture ou à l'impression du papier, interdiction qui doit s'étendre à la peinture des papiers, à celle des appartements et au commerce pour les objets colorés à l'aide de ces substances, et de frapper les contrevenants d'une amende de 10 jusqu'à 50 écus.

En outre, le gouvernement fait observer que s'il y a eu un dommage résultant de la contravention de cet édit, celui qui l'aura causé sera passible de la peine énoncée dans les paragraphes de la loi générale sur la matière.

(1) Les accidents déterminés par les papiers colorés par le vert arsenical ne seront pas une cause de proscription pour la préparation de papiers de cette couleur; nos industriels trouveront bien le moyen de remplacer les couleurs toxiques par des couleurs salubres; déjà on parle, 1° du vert Pannetier; 2° du vert Guignet, qui est préparé avec l'acide borique et le bichromate de potasse et de soude en s'aidant de la chaleur, traitant la masse par l'eau et la soumettant à un lavage complet. (*Répertoire de chimie appliquée.*)

Pour le commerce de ces papiers, il est recommandé aux acheteurs de s'en fournir dans des fabriques qui n'emploient pas l'arsenic et qui leur présentent toute sûreté à cet égard.

Berlin, le 3 janvier 1848.

Le Ministre de l'intérieur, signé : BODELSXHWING.

Le Ministre des finances, signé : DE DUESBERG.

A tous les gouvernements royaux et à la présidence de la police royale.

Le document suivant est relatif non-seulement aux papiers, mais aux rideaux de fenêtres.

Le Ministre des cultes, de l'instruction et des affaires médicinales, envoie à la commission scientifique l'avis de la commission technique des métiers, relatif à la prohibition des tissus teints et imprimés avec les couleurs arsenicales, que lui transmet le Ministre des finances, pour en prendre connaissance et lui donner son avis motivé à ce sujet.

Il lui transmet aussi la lettre officielle de M. le Ministre de l'intérieur, en faisant remarquer à la commission que M. le Ministre des finances s'est prononcé contre la prohibition, et que, ne partageant pas cette opinion, il est d'avis de l'admettre.

La commission scientifique, déjà antérieurement, avait émis l'opinion qu'il fallait défendre l'emploi des couleurs arsenicales dans la peinture des appartements, celle des papiers, la préparation et la vente des tissus colorés et imprimés avec des couleurs arsenicales.

Reconnaissant cependant la nécessité de la prohibition de pareilles couleurs dans ces divers cas, par suite des accidents qui avaient suivi leur emploi, le Ministre des finances hésitait néanmoins à l'étendre aux tissus colorés et imprimés avec des couleurs arsenicales, se fondant et s'appuyant sur l'avis émis par la députation technique; cependant les raisons citées dans cet avis ne sont pas concluantes.

D'abord, quant à la facilité avec laquelle l'arsénite de cuivre se détache et tombe en poussière, c'est un fait reconnu constant par les fabricants de toile de coton ; aussi ont-ils abandonné l'emploi de ces couleurs, notamment à Elberfeld.

Les fabricants eux-mêmes ont observé plusieurs exemples des qualités nuisibles de ces substances employées aux étoffes servant à l'habillement.

C'est donc par suite de l'ignorance de la structure des fibres des tissus ordinaires que la commission technique a dit :

Qu'il y a un précipité et une formation de dépôt dans chaque pore de la fibre du tissu;

Qu'il fallait se garder de mettre immédiatement sur la peau un vêtement teint avec ces couleurs, l'absorption pouvant en extraire des substances vénéneuses, ne se rappelant pas que l'on était aussi dans l'usage de se couvrir la poitrine avec des toiles imprimées avec ces couleurs, et que la basse classe surtout couvrait sa tête avec du drap vert.

La commission scientifique, avant de demander la prohibition, s'était assurée que chez nous, comme en Alsace, il existait une quantité considérable d'acide arsénieux dans les couleurs vertes chromiques que l'on obtient à l'aide de l'acide arsénieux, et qui sont en usage dans la fabrication des tissus de coton.

Quant enfin à l'emploi de l'arséniate de potasse dans la réserve, il ne serait pas sans intérêt d'essayer de le remplacer par le phosphate de potasse, que l'on obtient facilement à bas prix.

Dans ces derniers temps, on a trouvé un procédé moins dispendieux dans le suc de citron, dont on sature en partie l'acide par la soude. Ce moyen, généralement employé aujourd'hui par les fabricants, remplace l'arséniate de soude que l'on employait.

A la demande que fait la commission technique : « Comment on reconnaît les tissus colorés et imprimés avec des combinaisons d'arsenic ? Qui doit en faire l'analyse et quels sont les cas ? »

On répond que tout imprimeur de tissus de coton qui possède son état reconnaît sur-le-champ à la couleur, à la saveur qu'elle donne, au goût, à l'odorat, par l'odeur alliacée qu'elle répand, si l'arsenic s'y trouve pour quelque chose. La commission scientifique, à l'appui de son dire, soumet un échantillon aux expériences.

Dans un cas de médecine légale, tout pharmacien est capable de faire une analyse probante.

Il n'y a lieu de faire aujourd'hui de nouvelles prohibitions, considérant que jusqu'à présent il n'est survenu dans la pratique médicale aucun cas d'empoisonnement résultant de l'emploi des tissus colorés et imprimés avec des couleurs arsenicales.

La commission pense qu'il lui suffit d'ajouter à l'opinion qu'elle a déjà exposée au ministre, qu'il serait nécessaire que la presse la répandît, afin d'appeler l'attention des médecins et des autorités médicales, sur la possibilité d'un empoisonnement provenant de l'usage de vêtements tissus ou imprimés avec les couleurs précitées (fait qui ne s'est pas présenté jusqu'ici), et que, si quelque accident de cette nature venait à se produire, le ministre insistât alors avec plus de rigueur sur la prohibition des tissus colorés et imprimés avec des couleurs arsenicales.

Berlin, le 1er *novembre* 1848.

La commission scientifique royale pour les affaires médicinales,

Suivent les signatures.

Par suite du rapport du 18 du mois dernier, n° 339, 1 M.

Nous faisons part au gouvernement royal que la prohibition faite par l'édit circulaire du 3 janvier 1848, concernant l'emploi des couleurs vertes cuivriques arsenicales servant à colorer et imprimer le papier, et des objets teints avec ces couleurs que livre le commerce, a été étendue, par l'édit circulaire du 8 de ce mois, à l'impression des rouleaux de fenêtres et rideaux à tirer et à rouler, comprend également le commerce et la vente des rideaux de fenêtres colorés avec ces matières.

Berlin, le 20 juin 1850.

Le ministre des cultes, de l'instruction et des affaires médicinales,
Signé : DE LADENBERG.

Le ministre du commerce, des métiers et des travaux publics,
Remplacé par DE POMMERESCHE.

Un rappel des prohibitions des couleurs métalliques fut promulgué en 1852.

Voici les termes de cet acte de rappel :

Par l'édit circulaire du ministre royal de l'intérieur et du ministre royal des finances, en date du 3 janvier 1848, § 10, 619, il a été défendu de se servir des couleurs vertes préparées au moyen de l'arsenic et d'un sel de cuivre, pour colorer et imprimer les papiers, peindre les appartements ou les papiers. La même défense a été faite pour le commerce des objets colorés avec ces substances, les contrevenants devant être frappés d'une amende pouvant s'élever jusqu'à 50 écus.

Cependant, depuis peu de temps, il s'est présenté un cas d'empoisonnement : sept vaches sont mortes empoisonnées par de la mangeaille bouillie dans l'eau, dans laquelle par hasard se trouvait un morceau de rideau de fenêtre teint en vert par l'arsenite de cuivre, le vert de Schweinfurt.

Cet empoisonnement nous fournit l'occasion de rappeler l'édit circulaire du 3 janvier 1848, qui défend l'emploi des couleurs vertes cuivriques et arsenicales, et de l'étendre à l'impression des rouleaux de fenêtres et rideaux à tirer ou rouler.

A ces causes nous chargerons le gouvernement royal de donner les ordres nécessaires en vertu du § 11 de la loi sur la direction de police, du 11 mars, même année (collection des lois, p. 265, 18) de sorte que le minimum de la peine encourue soit fixé à 10 écus, et en même temps d'en informer le public par un avis inséré dans le journal officiel.

Berlin, le 8 mai 1852.

Le ministre des cultes, de l'instruction et des affaires médicinales,
Signé : DE LADENBERG.

Le ministre du commerce, des métiers et des travaux publics,
Signé : VON DER HEYDT.

En 1847, la régence de Cologne avait publié un avis portant que plusieurs cas d'empoisonnement étant le résultat de l'emploi de teintures peintes, il y avait interdiction de ce papier, et que ceux qui vendraient ou emploieraient de l'arsenic pour la peinture des papiers et des murs, seraient frappés d'une amende de 5 à 50 thalers.

En 1849, le gouvernement du duché de Bade défendit à son tour l'emploi des papiers arsenico-cuivreux et l'emploi de l'arsenic dans la peinture, sous peine d'une amende de 20 à 200 fr.

Le fait suivant, qui se rapporte à ce que nous venons de dire, se trouve consigné dans divers journaux de la capitale; nous le copions textuellement dans le *Constitutionnel* du 30 avril dernier, 1859.

« Chacun sait que le vert sur papier et sur certaines étoffes, et surtout le vert brillant qui flatte si bien nos regards, est un composé salin très vénéneux, de l'arsenite de cuivre; un pharmacien de Ham vient d'être victime d'un accident qu'il raconte dans les termes suivants :

» Vendredi dernier 15 avril, je me couchais plein de santé dans une nouvelle chambre, bien close et petite, où une heure auparavant j'avais moi-même tendu plusieurs rideaux en perse fleurée de vert, qui n'avaient pas été lavés ; quatre heures après, je me réveillais la gorge ardente, l'estomac en feu et soulevé par d'impuissantes envies de vomir, en même temps que je commençais à ressentir dans les intestins de sourdes douleurs. Je me levai en pensant à une simple irritation d'estomac ; je pris un peu de poudre absorbante et me recouchai bientôt. Après une somnolence d'une heure environ, je fus de nouveau réveillé par des douleurs encore plus aiguës à l'épigastre, une céphalalgie intense, et peu de temps après, en essayant de boire, des vomissements sanguignolents survinrent. Je compris alors que j'avais été empoisonné par l'arsénite de cuivre, et quittai précipitamment cette chambre ; je pris ensuite alternativement et à plusieurs reprises de la magnésie calcinée et des blancs d'œufs délayés dans l'eau, et quelques heures après, je commençais à jouir d'un peu de calme.

» Le lendemain, je faisais retirer les rideaux, j'en sacrifiais une partie à l'analyse, et des produits obtenus, je retirais de l'arsenic. »

6° Empoisonnements par le vert de Schweinfurt. — Couleurs placées entre les mains des enfants.

On sait qu'on met entre les mains des enfants, dès qu'ils peuvent dessiner, des boîtes dans lesquelles sont des couleurs de nuances diverses ; ce qu'on ne sait pas, c'est que ces couleurs sont en assez grand nombre préparées avec des substances toxiques : le vert de Schweinfurt, les oxydes et carbonates de cuivre, l'iodure de mercure, le vermillon, le chromate de plomb, le sulfure d'arsenic, la gomme-gutte ; aussi des industriels ont-ils eu la bonne idée de s'appliquer à la confection de couleurs salubres, de telle sorte qu'aujourd'hui les parents prévoyants n'ont plus à craindre d'accidents graves pour les enfants.

Nous allons faire connaître ici les faits qui ont été constatés et qui démontrent le danger que présente la couleur au vert de Schweinfurt.

Un enfant de trois ans, le nommé A. B..., fils d'un peintre de paysage, ayant léché une coquille ronde encore pleine de vert de Scheele, éprouva les symptômes suivants :

Après une demi-heure, l'enfant, qui était ordinairement coloré, avait une figure pâle, décomposée, sa bouche était barbouillée de la couleur verte, cause de l'accident ; la langue était colorée en vert, l'enfant eut de violents vomissements, de la diarrhée, des douleurs dans le bas-ventre, il jetait des cris perçants, tenait son ventre serré avec les deux mains, il courait par toute la chambre en criant continuellement, il se plaignait aussi d'une violente soif.

Le médecin ayant été appelé, on lui fit boire de l'eau froide, on prescrivit 15 grammes d'oxyde de fer hydraté qu'il prit en quatre fois dans de l'eau chaude ; une heure s'était à peine écoulée depuis l'emploi de l'antidote, que les vomissements et la diarrhée cessèrent ainsi que les douleurs et la soif.

Le lendemain, tous les symptômes d'empoisonnement avaient disparu et le petit malade fut rétabli en peu de jours (1).

L'observation que nous rapportons est due à M. le docteur Spaeth d'Esslingen.

(1) Ce fait démontre l'efficacité de l'oxyde de fer hydraté contre l'arsenic.

L'observation suivante a été recueillie à Saint-Denis.

Arsène R..., âgée de vingt et un mois et dix jours, fille de M. Arsène-François R..., entrepreneur de peinture en bâtiments, se trouva subitement indisposée; sa figure devint violette et il lui prit des vomissements très violents. M. R... était alors absent de son domicile; son épouse, ne sachant à quoi attribuer cette prompte maladie, prit son enfant dans ses bras et courut réclamer le secours de M. Genard, pharmacien établi dans son voisinage.

Sur la demande faite par ce dernier des causes qui avaient occasionné un pareil malaise, Mme R... dit que sur les cinq heures sa petite fille avait joué avec des tablettes de couleurs qu'elle avait prises dans un carton fermé, placé dans le magasin. Elle portait effectivement aux mains, aux lèvres, des traces verdâtres, ce qui fit présumer qu'elle avait pu être empoisonnée par des substances toxiques contenues dans les couleurs (1).

Mme R... retourna chez elle et fit appeler immédiatement les docteurs Joreau-Beaurepaire et Leroy-Desbarres. Malgré les soins qui furent prodigués par ces deux médecins, l'enfant expirait à onze heures du soir.

Examen fait par MM. Joreau-Beaurepaire, Leroy-Desbarres et Evrard, ainsi que par M. Genard, pharmacien, des substances que pouvaient renfermer les couleurs dont s'était servie la petite fille, il fut reconnu et constaté que sa mort avait dû être occasionnée par des matières arsenicales entrant dans la composition d'une tablette de vert de Scheele d'où provenaient les traces que l'enfant avait encore à la figure et aux lèvres.

(1) Ces accidents sont plus communs qu'on ne le pense; nous en citerons un exemple, qui arriva à notre connaissance lorsque nous faisions un travail sur des couleurs salubres, en 1858 : Un jeune enfant, qui était en pension à V., avait été empoisonné par des couleurs prises dans une boîte qui lui avait été donnée par ses parents; on fut forcé, pour lui donner des soins, de le retirer de la pension.

Nous avons déjà à plusieurs reprises signalé les dangers auxquels sont exposés les enfants entre les mains desquels on laisse de semblables couleurs.

Cas d'empoisonnement par l'arsénite de cuivre. — Observation recueillie par M. le docteur Lewinstein, de Berlin. — Un enfant âgé d'un an mordit à plusieurs reprises dans une tablette d'encre verte, sans que ses parents s'en aperçussent. Tout à coup il survint des vomissements et la mère put distinguer quelques petits morceaux de cette encre au milieu des matières rejetées, qui étaient de couleur blanchâtre et d'une consistance légèrement visqueuse. On fit aussitôt appeler M. Lewinstein qui trouva l'enfant reposant sur le sein de sa mère. Le ventre n'était ni tuméfié ni douloureux, le pouls n'avait pas plus de fréquence qu'il n'en a ordinairement à cet âge, l'œil était clair, la face calme et colorée sans aucun mouvement convulsif.

Cependant de cinq en cinq minutes à peu près, il survenait des vomissements qui, chaque fois, faisaient rejeter de petites particules d'encre verte. Plus tard, les vomissements paraissant vouloir se ralentir, on fit prendre un vomitif composé de poudre et de sirop d'ipécacuanha, que l'enfant avala sans difficulté. Dans les intervalles on administra alternativement du blanc d'œuf étendu d'eau, et convenablement sucré (boisson que le petit malade prenait en quantité et semblait boire avec plaisir), et du lait. Mais bientôt la scène changea, l'enfant commença à se plaindre, le visage devint pâle et défait, les yeux comateux, l'abdomen se météorisa sans devenir douloureux, le pouls prit beaucoup de fréquence, la peau se refroidit; enfin, le petit malade refusa de rien prendre, probablement par l'impossibilité d'opérer la déglutition, et resta dans un abattement complet entre les bras de sa mère.

Pendant que ceci se passait, un pharmacien, M. Becker, avait recherché la nature de l'encre verte qui avait déterminé ces accidents, et il avait reconnu qu'elle était composée d'arsénite de cuivre. On ne pouvait dans le cas présent faire avaler un antidote chimique, et il fallut se restreindre aux moyens indiqués plus haut ; d'ailleurs il ne tarda pas à se manifester une diarrhée assez copieuse, à la suite de laquelle l'enfant recouvra la santé. (*Wochenchrift für die gesammte Heilkunde*, 1842, n° 32.)

Observation. — George Webster Graham, enfant âgé de trois ans, jouant avec des feuilles de papier coloré en vert par de l'arsénite de cuivre, mit de ces papiers dans sa bouche, et avala du papier et de la matière colorante.

Bientôt Graham éprouva au plus haut degré les symptômes de l'intoxication arsenicale, accidents qui cédèrent à l'emploi de la magnésie administrée dans du lait et à celui des blancs d'œufs délayés dans l'eau.

Des débris de papier retrouvés dans les mains de l'enfant et quelques parcelles de matière verte trouvées dans les matières rejetées par l'enfant mirent le docteur Stewart Trail, professeur de jurisprudence médicale à l'Université d'Edimbourg, sur la voie des causes déterminantes de l'empoisonnement.

Empoisonnements criminels par le vert de Schweinfurt. — Le vert de Schweinfurt a servi aussi à commettre des empoisonnements criminels.

La *Gazette des Tribunaux* du 27 décembre 1849 faisait connaître l'accusation portée contre la femme d'un nommé Meland, charron et voiturier, qui avait succombé à un empoisonnement par le vert arsenical. Meland était mort après trois jours de maladie. L'inculpée fut condamnée aux travaux forcés à perpétuité.

En Angleterre, on cite aussi un fait de ce genre ; il est probable qu'il en est encore d'autres qui ne sont pas arrivés à la connaissance des toxicologistes.

On a peu écrit sur l'action des arsénites de cuivre ; voici ce que dit M. le docteur Beaugrand, relativement aux effets des verts arsenicaux sur l'économie par suite de leur introduction dans les voies digestives.

Les verts arsenicaux introduits dans les voies digestives produisent des empoisonnements tout à fait semblables à ceux des autres composés arsenicaux : c'est ce que démontre le travail de MM. Chevallier et Duchesne (*Ann. d'hygiène*, 2ᵉ série, t. II, 1854), dans lequel ces auteurs ont rassemblé plusieurs faits d'intoxication par diverses substances, bonbons, etc., colorés avec le vert arsenical ; le rapport du docteur Martini, de Wurzen, sur l'empoisonnement d'un grand nombre d'enfants du même village, qui avaient mangé de petites figures en pain d'épices coloré (*Vereinte deutsche Zeitschrift* für staatsarzneikunde VIII, 2, 1850 et *Schmidts Jahrb.*, t. LXXI, p. 357) ; une observation du docteur Schultz-Henke sur un enfant empoisonné pour avoir sucé un grain de verre ainsi coloré (*Pr. ver Zeitschr.* 18, 1854 et *Schmidts Jahrb.*, t. LXXXIII, p. 173); les faits cités à plusieurs reprises par le savant professeur Alf. S. Taylor et ses plaintes réitérées sur le silence de la législation anglaise relativement à la vente des poisons (*British and foreign med. chir. rev.*, t. XVIII, p. 551, 1844, et *Guy's Hospit. Rep.*, 2ᵉ sér., t. VII, p. 218, 1851). C'est ce qu'a surtout démontré le docteur Meurer (*Casper's Wochensch.*, nº 40, 1843), dans une série d'expériences sur les animaux vivants. Le vert de Schweinfurt, à la dose de 10 et même de 5 grains, a empoisonné des lapins dans l'espace de six heures, et l'arsenic seul a été retrouvé dans le foie ; il n'y avait pas de traces de cuivre. Un chien auquel on donna d'abord 10 grains, puis 20, fut sauvé par des vomissements. Un autre chien, moins robuste, succomba après l'administration d'une dose de 5 grains. Ici encore le foie ne renfermait que de l'arsenic ; mêmes résultats avec le vert de Scheele. Des expériences comparatives ayant été faites avec un sel plombique, le chromate de plomb (jaune orange), un lapin put prendre chaque matin, pendant treize jours, 10 grains de ce sel, sans autres symptômes qu'un amaigrissement progressif. L'animal fut mis à mort le treizième jour.

Suivant M. Meurer, les arsénites de cuivre sont promptement mortels par suite de leur rapide décomposition dans l'estomac et de la mise à nu de l'arsenic. Le cuivre, loin d'ajouter à la gravité de l'empoisonnement, tendrait plutôt à l'atténuer en raison de ses propriétés vomitives. Quant aux observations relatées plus haut, et qui ont presque toutes des enfants pour sujet, il est à remarquer que la guérison eut lieu, dans la plupart des cas, soit à cause de la faible quantité du poison ingéré, soit par le fait de vomissements qui se déclarèrent très rapidement dans certains cas, quelques minutes après l'ingestion.

7° Vêtements, fleurs, bracelets colorés avec le vert de Schweinfurt, — accidents qu'il détermine. — Robes colorées par le vert arsenical.

Une dame avait acheté, dans un des grands magasins de nouveautés de la capitale, de la gaze de couleur vert brillant, destinée à la confection d'une robe de bal. Cette robe fut portée chez Mme C..., pour être mise en œuvre; cinq ouvrières qui travaillèrent sur ce tissu furent toutes les cinq affectées d'accidents plus ou moins sérieux.

Des faits semblables furent constatés chez Mme S... et chez Mme T...

La connaissance de ces faits étant parvenue à M. D..., celui-ci prévint l'administration et il envoya à l'appui de son dire des échantillons.

L'administration fit examiner ces échantillons par M. Payen, qui reconnut : 1° que la gaze qu'il avait à examiner était colorée par du vert arsenical ou vert de Schweinfurt, de l'arsénite de cuivre ; 2° que ce vert était peu adhérent à l'étoffe ;

3° que la matière colorante s'en détachait avec facilité quand on maniait l'étoffe et surtout quand on la déchirait.

La mise en vente de tissus semblables expose à des accidents qui peuvent avoir plus ou moins de gravité : 1° les ouvriers qui confectionnent cette gaze ; 2° les commis qui l'emballent, ceux qui la mettent en vente ; 3° les ouvrières qui en feraient des vêtements.

Ces robes présenteraient encore un certain danger, car si un certain nombre de dames vêtues de robes faites avec cette gaze, se trouvaient dans un bal, il se pourrait, si les robes étaient froissées (la couleur n'adhérant que faiblement), qu'il y eût dispersion de poussières arsenicales cuivreuses, dont l'absorption, pourrait être la cause de l'altération de la santé.

Ces étoffes chauffées sur un charbon laissent exhaler une odeur alliacée; traitées par l'ammoniaque, elles sont décolorées, et fournissent une liqueur alcaline arsenicale, de laquelle on peut obtenir l'arsenic en saturant par de l'acide sulfurique et en faisant usage de l'appareil de Marsh.

L'administration avait pris des mesures pour empêcher la vente des tissus ainsi colorés ; mais ses avis n'ont pas été entendus, car nous avons vu depuis quelque temps exposés dans divers magasins des vêtements confectionnés avec la gaze arsenicale.

Quelques personnes pensent qu'il y a exagération, lorsqu'on avance que l'usage des robes dont la coloration est due à de l'arsénite de cuivre, peut donner lieu à des accidents. Voici un fait qui vient à l'appui de ce que nous avons avancé.

En 1858 M. le docteur Hutin, médecin en chef de l'hôtel impérial des invalides, fut consulté par une dame, pour une conjonctivite légère et pour une éruption au pourtour des lèvres.

L'éruption labiale était caractérisée par des vésicules d'eczéma ; M. Hutin s'informa avec soin des causes de cet accident, mais il ne put rien découvrir sur la cause de ces accidents.

Après quelques jours la maladie revint et cette fois on fut mis sur la trace des causes déterminantes; ces causes furent reconnues être dues à ce que la personne malade avait déchiré de la gaze verte pour s'en faire une robe, et que des poussières s'étaient dégagées lorsque l'on opérait ce déchirement et avaient été en contact avec les membranes muqueuses.

Des recherches faites démontrèrent que la couleur de la robe était due à du vert de Schweinfurt, fixé sur l'étoffe à l'aide d'un apprêt de nature gommeuse.

Accidents déterminés par les fleurs colorées par le vert arsenical. — Les fleurs et les feuilles colorées par le vert arsenical, peuvent donner lieu à de légers accidents, par suite de la présence dans la couleur de substances toxiques.

Un de nos collègues, M. L..., nous signalait le fait suivant : Madame Alfred, femme de l'associé de M. J. A., ayant mis deux fois une couronne de roses, dont les feuilles étaient colorées par du vert dit de Chine, deux fois la peau de ses épaules, sur lesquelles tombaient les feuillages, s'est recouverte d'une multitude de boutons douloureux.

Nous avons été témoin d'un fait semblable; des recherches faites sur la cause d'éruptions douloureuses, firent connaître que la dame avait porté dans une soirée, où les salons étaient à une haute température, des fleurs préparées avec des couleurs arsenicales.

Accidents déterminés par une coiffure. — M. Liebig, en 1836, faisait connaître (*Annales de pharmacie*, vol. XVII, p. 136) qu'un homme qui pendant plusieurs années faisait usage d'une casquette dont la visière était verte et sans doute arsenicale, était atteint d'une éruption qui disparut quand il ne fit plus usage de cette coiffure.

Accidents déterminés par un bracelet. — Une dame qui se parait de bracelets formés de grains arrondis, préparés avec une pâte artificielle colorée en vert, fit la remarque que toutes les fois qu'elle mettait ces ornements, les parties de ce bracelet qui portaient sur la peau déterminaient au point de contact une éruption douloureuse.

Des essais faits par M. Boutron-Charlard, sur la demande du conseil de salubrité, firent reconnaître que la matière colorante qui avait servi à colorer les grains formant le bracelet était due à l'arsénite de cuivre.

8° Pains à cacheter colorés par le vert de Schweinfurt, nécessité d'en interdire la fabrication.

On sait que la fabrication des pains à cacheter est très facile, qu'elle consiste tout simplement dans la préparation d'un pain azyme, coloré par des matières diverses ; mais il y aurait la plus haute imprudence, il y aurait danger public dans l'emploi, pour leur préparation, des substances toxiques ; en effet, ne sait-on pas que les enfants sont tous portés à manger les pains à cacheter placés dans les écritoires ; on voit qu'alors il y aurait de graves accidents, de graves dangers.

On a cependant établi qu'il y a des fabricants assez ignorants, assez insouciants pour avoir fait entrer des poisons dans la fabrication des pains à cacheter.

Les journaux, en 1841, firent connaître qu'une jeune personne d'Arras (Pas-de-Calais), qui avait la manie de manger des pains à cacheter, s'était empoisonnée en mangeant les pains à cacheter qui étaient contenus dans une boîte ; mais qu'heureusement des secours promptement donnés firent cesser le danger.

Nous avions voulu, à cette époque, savoir quelle substance toxique avait déterminé les accidents observés, mais toutes nos demandes restèrent sans réponse.

Presqu'à la même époque, notre honorable confrère, M. Malapert (de Poitiers), nous faisait connaître qu'on avait vendu dans cette ville des pains à cacheter colorés par le *vert metis*, l'arsénite de cuivre.

Il avait constaté que ces pains à cacheter, pesant 2 décigrammes, contenaient de cet arsénite, dans la proportion de 30 à 35 %.

M. Malapert ne put obtenir de renseignements sur l'origine de ces pains à cacheter; ils n'avaient pas été fabriqués à Poitiers, mais tirés de Paris; il eût fallu, pour remonter à l'origine, faire une enquête judiciaire.

Deux fois nous avons trouvé dans le commerce des pains à cacheter colorés par de l'arsénite de cuivre: la première fois chez un épicier de la rue de Damiette; mais cet épicier avait succédé à un autre et il ne connaissait pas l'origine du produit qu'il avait dans sa boutique.

La seconde fois les pains à cacheter arséniés étaient d'une dimension très grande, ils avaient été importés d'Angleterre.

Déjà bien anciennement, Remer, dans son traité de la police judiciaire, disait : *il faut se rappeler que des corps employés pour cacheter les lettres, peuvent contenir du poison.*

Il serait nécessaire que la fabrication des pains à cacheter fût réglementée, et qu'une instruction indiquât aux fabricants quelles sont les susbtances qu'ils doivent employer, quelles sont celles qui sont interdites.

Le fait suivant peut encore démontrer la nécessité qu'il y a de ne pas faire entrer des poisons dans les produits qu'on emploie pour cacheter et estampiller certains objets.

En 1848 un sieur Harris, régisseur d'une troupe équestre, qui donnait des représentations sur le théâtre de Surrey (Angleterre), avait deux cents circulaires lithographiées à mettre à la poste; avant de les faire partir il collait sur chacune en se servant de la langue et de la salive, des estampilles d'un penny, 10 centimes.

A peine avait-il terminé son opération, qu'il éprouva une douleur extraordinaire, sa langue se gonfla tellement qu'il aurait succombé par suffocation, si l'on n'eût fait venir sur-le-champ un chirurgien, qui parvint non sans difficulté à faire cesser les accidents.

Le chirurgien n'hésita pas à déclarer qu'il regardait les accidents constatés comme étant le résultat d'un empoisonnement produit par quelques substances vénéneuses qui se trouvaient soit sur le papier, soit dans la matière agglutinative servant à coller le papier.

Des lettres que nous avons écrites en Angleterre à cette époque pour avoir une estampille et du papier qui avait été estampillé, sont restées sans réponse.

On voit qu'il n'est pas toujours facile à ceux qui veulent approfondir des faits qui ont de l'importance en hygiène, d'obtenir les renseignements qui peuvent permettre de résoudre des questions qui intéressent la santé publique.

9° Danger de brûler du papier arsenical.

Les papiers de tenture qui sont arrachés des murs où ils avaient été apposés sont souvent brûlés ; mais si le tirage de la cheminée n'est pas bon, il peut y avoir de graves dangers pour les personnes qui se trouvent dans la pièce où s'opère cette combustion.

Il y a vingt ans environ que nous fûmes appelé dans l'île Saint-Louis, par un médecin qui voulait bien nous accorder quelque confiance.

Ce médecin avait eu à soigner une vieille femme qui présentait tous les symptômes d'un empoisonnement arsenical, sans qu'on pût déterminer comment cet empoisonnement avait été produit ; les recherches faites firent connaître qu'elle avait brûlé du papier vert arsenical qui avait été détaché d'une cloison où il avait été apposé, pour le remplacer, en raison de sa vétusté, par un autre papier.

Dans une visite que je faisais il y a quelques années chez un marchand de papier avec M. L..., commissaire de police, nous trouvâmes du papier de fantaisie au vert de Schweinfurt, destiné à envelopper des sucres en bâton, dits *sucres de pom-*

me. Le marchand, ne voulant pas s'en servir et ne voulant pas s'exposer, pria le magistrat de les emporter pour les faire détruire.

Ces papiers furent livrés à la domestique de M. L..., qui ne crut pas devoir les ménager et s'en servit avec profusion pour allumer ses fourneaux; mais une forte odeur alliacée se répandit bientôt dans la cuisine, et la domestique fut prise d'accidents que le commissaire de police parvint à arrêter en ouvrant immédiatement toutes les croisées; on conçoit qu'il donna l'ordre de ne plus brûler à l'avenir de ces papiers vénéneux; on les détruisit d'une autre manière.

On a encore eu l'idée, à raison de la belle couleur du papier au vert de Schweinfurt, de les faire servir dans des bureaux de tabac pour allumer des pipes et des cigares.

En 1852, M. Dulignon-Desgranges nous signalait la demeure d'une marchande de tabac, où l'on trouvait du papier vert arsenical pour envelopper le tabac détaillé, et aussi pour faire des allumettes qui se placent dans des boîtes, et servent aux fumeurs pour allumer leurs pipes ou leurs cigares.

On voit encore quelquefois à l'étalage des marchands de papiers, de jolies allumettes en papier, dites allumettes de salon, qui sont fabriquées avec d'élégant papier arsenical.

On voit qu'il y a beaucoup à faire pour éviter une foule de dangers qui sont le résultat de l'ignorance de personnes exerçant certaines professions.

10° Dangers que présentent les couleurs arsenicales employées pour peindre les jouets, les cages, etc.

Parmi le jouets qui se trouvent non-seulement entre les mains des enfants, mais encore entre les mains des grandes personnes, il en est un qui, formé d'un roseau creux dont les extrémités sont recouvertes de baudruche, produit quand on chante dans cet instrument, que nous ne savons pourquoi on a nommé mirliton, des sons plus ou moins intenses, plus ou moins originaux, selon que celui qui en fait usage varie ses intonations.

Cet instrument qui a une certaine vogue, qui se vend dans toutes les fêtes de campagne, peut être la cause d'accidents graves; en effet le roseau qui forme le corps de l'instrument est très souvent recouvert de papier vert arsenical, de telle façon que lorsqu'on le porte à la bouche, on détrempe la couleur qui a coloré le papier, on se verdit les lèvres, on peut quelquefois avaler du vert arsenical; or, comme il faut peu de ce sel pour déterminer des accidents, il est probable que souvent des coliques, des vomissements attribués au dîner ou au vin qu'on avait pris pendant le repas, étaient dûs au vert qui colorait le papier.

Le danger que présente la coloration des papiers qui enveloppent le mirliton, est d'autant plus grand qu'il est difficile, pour ne pas dire impossible, de faire soit une ordonnance de police, soit une instruction sur ces jouets.

Nous avons dû faire au conseil de salubrité des remarques sur les inconvénients que présentent ces objets, nous avions demandé que les commissaires de police fussent saisis de la question, leur position les mettant à même de pouvoir convaincre les fabricants, le danger devait cesser par suite de leurs injonctions.

Dans les communes MM. les maires peuvent donner aussi de salutaires avertissements aux marchands, ceux-ci, une fois avertis, refuseront de prendre des objets qui pourraient être pour eux le sujet de désagréments et quelquefois d'ennuis.

De notre côté nous avons fait tout ce qu'il nous était possible de faire, près de divers marchands et fabricants, mais nous n'avons pas été entendu par tous, car le 24 mars 1859, nous avons constaté qu'à la fête de Bondy et à celle de Bobigny une grande quantité de mirlitons étaient recouverts de papier vert arsenical (de vert de Schweinfurt).

Des dangers résultent encore de la mise entre les mains des enfants de jouets exportés d'Allemagne et qui sont colorés par des couleurs toxiques.

Les parents ne font pas assez d'attention à la coloration de ces jouets, qu'ils donnent à leurs enfants, et souvent nous avons retiré et fait retirer ces jouets, qui présentaient un véritable danger.

On nous a signalé comme dangereuses, pour les oiseaux, les cages peintes en vert, et l'on nous a raconté l'histoire d'un amateur, qui, ayant fait l'emplette d'une volière peinte avec un vert brillant, perdit bientôt une collection d'oiseaux auxquels il tenait beaucoup.

Nous ne pouvons rien affirmer relativement à ce fait, nous le rapportons ainsi qu'il nous a été conté.

www.ingramcontent.com/pod-product-compliance
Ingram Content Group UK Ltd.
Pitfield, Milton Keynes, MK11 3LW, UK
UKHW021214230726
13926UKWH00003B/1013

9 782013 619110